VIDAS TRANS

VIDAS

AMARA MOIRA
JOÃO W. NERY
MÁRCIA ROCHA
TARSO BRANT

TRANS

A LUTA DE TRANSGÊNEROS
BRASILEIROS EM BUSCA
DE SEU ESPAÇO SOCIAL

Copyright © 2017, Amara Moira, João W. Nery, Márcia Rocha e Tarso Brant
Todos os direitos reservados à Astral Cultural e protegidos
pela Lei 9.610, de 19.2.1998.
É proibida a reprodução total ou parcial sem a expressa anuência da editora.

Editora Natália Ortega
Produção editorial Esther Ferreira, Jaqueline Lopes, Renan Oliveira e Tâmizi Ribeiro
Capa e projeto gráfico Anderson Junqueira
Preparação de texto Débora Tamayose
Revisão João Rodrigues
Fotos de Capa Arquivo pessoal, Daya Oliver (foto João W. Nery) e Juliana Meres Costa (foto Amara Moira)

Dados Internacionais de Catalogação na Publicação (CIP)
Angélica Ilacqua CRB-8/7057

V692

Vidas trans / Amara Moira...[et al]. – 2. ed. — Bauru, SP : Astral Cultural, 2022.
176 p.

ISBN: 978-65-5566-271-9

1. Transexuais – Biografia 2. Identidade de gênero 3. Moira, Amara, 1985- Biografia 4. Nery, João W., 1950- Biografia 5. Rocha, Márcia, 1965- Biografia 6. Brant, T., 1993- Biografia I. Moira, Amara

22-5414   CDD 926.168583

Índices para catálogo sistemático:
1. Transexuais – Biografia

BAURU
Av. Duque de Caxias, 11-70
8º andar
CEP 17012-151
Telefone: (14) 3879-3877

SÃO PAULO
Rua Major Quedinho, 111
Cj. 1910, 19º andar
CEP 01050-904
Telefone: (11) 3048-2900

E-mail: contato@astralcultural.com.br

Em memória de João W. Nery.

Este livro, publicado em 2017 como *Vidas Trans - A Coragem de Existir*, foi atualizado conforme desejo dos autores. O depoimento de João W. Nery foi preservado integralmente, tendo sido atualizado, quando necessário, em notas de rodapé pela editora.

PREFÁCIO
Laerte

Ali por volta de 1972, eu com uns 21 anos, tinha decidido que era um heterossexual e que minhas transas com homens até então se constituíam numa fase superada.

A prova era que, pela primeira vez, eu tinha uma namorada. Eu estava na faculdade, mas, como muita gente, frequentava o Colégio Equipe, que se tornara centro cultural, promovendo shows, debates, festas — já com a direção do Serginho Groisman, esse azougue.

Ali se juntavam alunos do Equipe e uma boa fauna jovem — em meio à qual conheci um menino que tomava hormônios.

Lembro-me dele dizendo: "já comecei a ter peitinho", e abria a camisa o suficiente para mostrar o andamento do processo.

Eram dois pequenos e delicados morrinhos.

Essa visão me encheu de perturbadoras inquietações.

Tento trazer à lembrança esses sentimentos.

Certamente eu o considerava gay — embora a tensão em relação ao meu próprio desejo homossexual estivesse apenas adormecida, ser gay ou lésbica fazia parte da naturalidade relativa do ar.

Só que eu o entendia como alguém "tão gay" que queria ser mulher.

A ponto de tomar hormônios, agir sobre o organismo, violar a ordem natural que minhas ideias supunham existir.

A expressão naquele meio era bastante festiva e variada; havia muitas tribos — inclusive meninos que usavam batom e desenhavam o olho, além de garotas de coturno e cabeças peladas.

Mas não me vem à memória gente transgênera, além desse de que falo.

A própria ideia de transgeneridade era estranha ao vocabulário e à compreensão da época.

Havia travestis, mas como população à margem do circuito "aceitável" — vistas como pessoas ligadas à prostituição ou ao crime.

Havia também pessoas que "mudavam de sexo" — e neste caso a chave tinha mais a ver com questões de medicina e psiquiatria.

Fico pensando que, se é verdade que essa visão ainda predomina em muitas áreas da nossa cultura, já existem experiências relatadas — como as deste livro — que ajudam a criar uma rede de modelos positivos suficiente para que muitas pessoas trans se sintam amparadas em suas vivências — como foi o meu caso.

Foi por meio de vozes como as que você lê aqui que pude superar o estigma e a proibição — primeiro, em relação à homossexualidade; depois, para me perceber trans.

Daquele garoto — digo garoto porque naquela época não reivindicava o gênero feminino — não consegui mais saber, e não lembro o nome.

Achando que era pessoa conhecidíssima, fiz uma busca entre as pessoas com que ainda mantenho contato — ninguém soube dar notícia.

Espero que ela esteja bem.

Acho que gostaria de se encontrar aqui.

NASCIMENTOS EM LIVRO

Jaqueline Gomes de Jesus[*]

Eu adoro ser uma mulher trans. O momento em que se reconhece como pessoa trans é maravilhoso. Quão difícil é explicar para as pessoas cis — que não são trans — o sentimento de plenitude que nos preenche. A transição entre como nosso corpo era, para a forma com a qual nós nos identificamos, é um nascimento: tornamo-nos nós mesmos. Engana-se terrivelmente quem acha que nossa jornada é para fora, ela é para dentro.

Mas quem ouve a pessoa trans? — Age-se como se não falássemos. Quem a lê? — Age-se como se não escrevêssemos... É contumaz que terceiros (geralmente cis) falem por nós, iniquamente, sem considerar nossos pontos de vista, nossa visão de mundo, nosso protagonismo em todas as suas expressões.

Somos tão estigmatizadas. Silenciadas. Ridicularizadas. Violentadas. Invisibilizadas. O machismo e a transfobia nos perseguem, ferem e causam sofrimento.

O aumento da visibilidade tem sido positivo para a nossa população. Encontramos espaços como o deste livro para tomar conta de nossa própria representação, sem nos submeter aos filtros e aos rótulos de terceiros.

Os relatos corajosos dos meus queridos amigos Amara Moira, João W. Nery, Márcia Rocha e Tarso Brant não são, de modo algum, entretenimento para os que, enganosamente, buscam nos tratar como figuras exóticas.

Com a sua vida, seus amores e desafios, os autores defendem, sobretudo, a diversidade de ser humano, das identidades de gênero, do que podem homens e mulheres.

A vida e as opiniões aqui registradas são um instrumento poderoso de transformação social e de empoderamento das pessoas trans, principalmente das mais jovens, que destas páginas poderão extrair aprendizados e afetos relevantes para que, oxalá, tenham uma vida menos difícil do que a de nós, que ainda vivemos no país que mais mata mulheres trans e travestis no mundo.

Que a delícia de ser quem somos lhe anime também a ser quem você pode ser, seja você trans ou cis.

---

* Professora de Psicologia do Instituto Federal do Rio de Janeiro (IFRJ). Doutora em Psicologia Social e do Trabalho pela Universidade de Brasília (UnB). Pesquisadora-Líder do ODARA – Grupo Interdisciplinar de Pesquisa em Cultura, Identidade e Diversidade (IFRJ – Campus Belford Roxo). Pesquisa e publica sobre identidade e movimentos sociais, com foco em gênero e feminismos. É autora e organizadora do livro "Transfeminismo: Teorias e Práticas". Agraciada com a Medalha Chiquinha Gonzaga (2017), concedida pela Câmara Municipal do Rio de Janeiro por indicação de Marielle Franco.

APRESENTAÇÃO

Pense em tudo o que você já ouviu falar sobre pessoas trans. É provável que a maior parte desse tudo seja puro senso comum, envolto muitas vezes em preconceito e ideias que seguem reafirmando uma lógica binária, que não contempla a individualidade dessas pessoas. A questão é que delimitar os contornos do que é a transexualidade não é tão simples assim. O termo transgeneridade vem para iluminar essa questão, abrigando em si as várias identidades trans, sejam travestis, transexuais e não binárias, por exemplo. Diante do ativismo trans, esse grupo compartilha do mesmo objetivo: poder se entender, explorar, transicionar e vivenciar, pela primeira vez na vida, o sentimento de identificação — sem medo.

Nossa sociedade ainda tem muito o que avançar para tratar pessoas LGBTQIAP+ de forma menos violenta e desigual. É fundamental que, antes de tudo, as pessoas tenham a compreensão de que transexualidade não é um transtorno ou uma doença. Não se trata de um problema: você apenas não se identifica com o gênero que lhe designaram ao nascer. Para as pessoas trans, essa falta de identificação não se limita à "aversão" ao próprio corpo. Os estereótipos de gênero têm um importante papel no processo doloroso de transição, isso porque, desde o início da vida, somos condicionados a agir conforme o sexo do nascimento. Se nasce mulher, deve performar feminilidade, tornar-se representação da delicadeza, do cuidado. Se nasce homem, por sua vez, deve prezar pela masculinidade, forçar-se a ser uma figura de autoridade e rigidez.

Mas com o tempo — que pode ser durante a infância, a adolescência, a vida adulta ou até na velhice — algumas pessoas percebem que a vida não faz sentido no gênero com que foram obrigadas a viver. A pessoa nasceu com pênis, mas rejeita a ideia de ser homem e só se sente ela mesma quando se vê mulher, quando pode existir como mulher. Isso também ocorre com a pessoa que nasceu com vagina, mas se entende homem e dessa forma gostaria de poder viver.

É a isso que damos o nome de "identidade de gênero": a forma como as pessoas se entendem, ultrapassando as barreiras do estereótipo que conhecemos. É como se a genitália não dissesse mais quem a pessoa é, como ela deve viver sua vida, imaginar seu corpo. E também é como se ela abandonasse a personagem que a obrigaram a ser para assumir seu verdadeiro eu.

Precisamos entender que, se no passado os modelos de masculinidade e feminilidade à disposição não levavam em conta o próprio corpo das pessoas trans, agora, quanto mais elas ocupam espaço na sociedade, mais vão poder se espelhar em si mesmas para pensar seus próprios modelos de masculino e feminino. A questão central na definição trans reside na autoidentificação. Se em algum momento da vida a pessoa percebe que pertence a outro gênero que não o que lhe designaram ao nascer, a luta é para que ela possa ser respeitada quanto a isso, sendo tratada pelo nome e pelo gênero com que se entende.

Ao longo deste livro, você conhecerá a história de quatro pessoas trans que lutaram, com muita coragem, para que seus direitos fossem garantidos e para que pudessem viver com liberdade. Que possamos, junto a Amara, João, Márcia, Tarso e aos milhões de transgêneros brasileiros que se identificam com seus relatos, colher os frutos da luta de uma comunidade inteira que todos os dias vive uma batalha pela defesa de sua integridade e do direito à vida.

SUMÁRIO

16   DESTINO AMARGO
AMARA MOIRA

58   A VIAGEM SOLIDÁRIA
JOÃO W. NERY

100   A LUTA PELA ACEITAÇÃO
MÁRCIA ROCHA

136   ETERNO APRENDIZ
TARSO BRANT

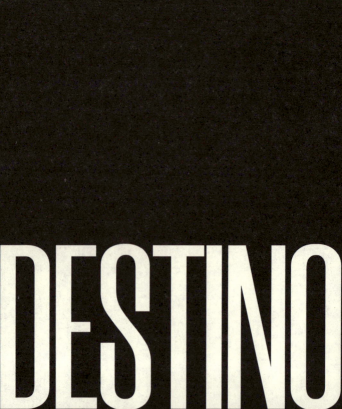

AMARGO

AMARA
MOIRA

ME DISSERAM HOMEM

Por onde se começa uma história, minha história, sendo eu travesti? Vasculho os porões da memória atrás de indícios de que eu já fosse o que sou, de que eu já tivesse essa consciência, então encontro flashes de quando eu pegava os terços da casa e punha em volta do pescoço como se fosse colar ("que criança beata!", minha avó dizia; 3 anos, e meu pai já morrendo de medo de aquilo me tornar padre), daí a minha obstinação em dizer, para horror dos homens da família, que eu não queria casar, que tinha nojo de beijo (lembro até mesmo de um tio "brincando" que ia me levar no puteiro para ver se eu pegava gosto; por volta dos 12 anos, que raiva eu sentia disso), as tantas vezes que brinquei escondido com as bonecas da minha irmã ou mesmo quando vesti suas roupas sem que ninguém visse, as viagens para visitar a família em Campo Grande e a liberdade e a leveza de por alguns dias poder viver a vida das minhas primas, pular elástico, jogar amarelinha, as brincadeiras delas, não precisando me preocupar com o que pensariam de mim, se eu estava sendo suficientemente homem… Mas a verdade é que ali eu ainda não fazia ideia, ali era pura experimentação, eu, muito temerosamente, tateando até onde poderia ir sem ter de abrir mão da minha sanidade mental e integridade física.

A vida inteira me disseram homem, e não foi difícil perceber que, se não fosse o homem que me criaram para ser, eu muito provavelmente estaria em apuros. Castigos, abandono, chantagem emocional, tudo era válido em se tratando de me fazer aceitar quem eu "era", e o que me consolava é que, no final das contas, tudo aquilo se tratava de teatro, jogo de espelhos, personagem, bastando parecer, e aí, pronto, era como se desde sempre eu já fosse, aparência refletindo uma suposta essência, eu só precisando repetir e repetir as mesmas ações até ir internalizando as regras e nem precisar mais pensar. Ser homem, para mim, era quase um comportamento obsessivo compulsivo, mecânico, doença a que fui sendo condicionada, e por isso o incômodo ao recentemente escutar de uma tia:

— Se você fosse assim, menina, desde criança, seria mais fácil te aceitar agora.

— Ah, é? E, se eu fosse desde criança essa menina, você seria do grupo que me violentaria até eu entrar nos eixos ou do que lutaria pelo meu direito de ser uma criança feminina?

O medo de sofrer violência, primeira coisa que me ensinaram, primeira coisa que ensinam uma criança a temer, era muito maior do que a vontade de descobrir quem eu era. Escolha? Não sei bem se podia pensar em escolha, bloqueio talvez, travas, adestramento sistemático para você sequer perceber a máscara que puseram em seu rosto quando nasceu e, caso um dia perceba, não ousar jamais perguntar-se o que há por trás dela.

No caso das pessoas trans, isso se torna um processo eficientíssimo de enlouquecimento, a criação para o medo junto a uma vida inteira ouvindo que a compreensão que você faz de si é equivocada, impossível, já que você tem o genital que tem. Mas, se era para ser impossível, por que no meu caso não foi? Por que vim a me entender dessa forma se isso não faz sentido? Devo ignorar o que sinto, me conformar com o destino que essa genitália decretou, abrir mão de tentar existir para o mundo da forma como existo para mim? Segui esse mandamento o quanto pude, até que viver começou a deixar de fazer sentido se fosse para continuar sendo uma personagem.

Não à toa hoje é tão difícil a relação com meu genital. Não sinto necessidade da cirurgia de redesignação sexual (a famosa "mudança de sexo"), tenho medo de cirurgias, de prejudicar para sempre a libido, a capacidade de viver prazer. Mas olhar para ele, saber que ele me habita, é me lembrar também do que me ensinaram a ver ali, prova irrefutável de que sou homem, de que era preciso eu ser homem, o que "desinfelizmente" nunca se concretizou. E nisso se percebe que a criação para ser homem não só foi incapaz de me fazer homem como ainda me ensinou, desde cedo, a responsabilizar meu corpo por não poder ser quem sou e, nisso, a odiar meu corpo, começando pela genitália.

Disseram-me homem antes que eu me entendesse por gente, me deram nome de homem, Omar, nome do meu avô, e junto me mostraram o que era preciso para efetivamente ser o que essa palavra significa, tudo com fartura de exemplos e exercícios práticos para eu ir treinando no dia a dia. Tomando os devidos cuidados, óbvio, como, por exemplo, não assumir publicamente admiração por homens não tão homem assim, os Cazuzas, Renato Russos da vida, não deixar o corpo te denunciar quando porventura escutar Ricky Martin ou Backstreet Boys tocando, jamais demonstrar saber de cor canções das Spice Girls e da Britney Spears ou, pior ainda, dizer que a Roberta Close é uma mulher bonita.

Fracassei em todos esses cuidados desde muito cedo, a ponto de meu pai, querendo zombar de mim na frente dos amigos, se sentir à vontade ao formular uma lista dos cantores de que eu mais gostava e dizer que, para eu admirar um artista, ele precisava ser gay. O homem e essa eterna necessidade de se afirmar homem por meio do ataque à masculinidade alheia: estratégia das mais previsíveis, mas tão eficaz, não?

A fiscalização ia apertando o cerco, não ser gay e ser homem eram cobranças que iam cada vez mais se confundindo, mas àquela altura eu já tinha tido amores não correspondidos por duas colegas de classe, uma na sexta série, outra na oitava; então, uma professora por quem fui perdidamente apaixonada e, embora eu também já tivesse sentido coisas estranhas por um melhor amigo, um apenas, era como se o sentimento por elas, muito mais intenso e evidente, me garantisse que eu estava no caminho certo.

O fato de eu ter me convencido de que não era gay me ajudava a me sentir homem, e eu ia até mesmo vendo surgir em mim um nojinho, uma aversão à simples ideia de beijo e carinho entre duas figuras masculinas, sentimento que talvez fosse alimentado pelo fato de eu perceber que, quanto mais eu me assumia fiscal do gênero alheio, menos eu precisava me preocupar com o que pensariam de mim. Deve ter sido bem por aí que passei a zombar de meu irmão por fazer ginástica olímpica e de minha irmã por jogar futebol, assim como meu próprio pai por, de repente, começar a praticar Lian Gong ("coisa de gay", olha só). Tudo dentro de casa, único lugar onde eu tinha voz, onde se importavam com o que eu dizia, já que fora dali eu era a exclusão em pessoa.

Desde criança eu fui inconscientemente me dando conta de que a equação que faria com que eu parecesse homem aos olhos dos outros envolvia tanto elementos como "não ser ou parecer gay" quanto reproduzir algum grau de discurso LGBTfóbico, sexista, tirando com isso os holofotes de cima de mim. Hoje me enraivece quando tentam me dizer homem por causa dessa porcaria de pênis. O pênis foi só a desculpa usada para me submeterem a esse adestramento absurdo, castrador. E eu não era a única pessoa assim adestrada, todo mundo o era em alguma medida... não à toa jamais tive notícia de outro LGBT frequentando a mesma escola que eu (e olha que estudei em várias: problemas de relacionamento me faziam trocar de escola quase todo ano). Abordarei mais adiante os efeitos perversos desse sexismo e LGBTfobia para a construção da minha própria vida afetiva e sexual.

FILHO, VOCÊ É TRAVESTI?
Roberta Close. Para as novas gerações, talvez ela não signifique grande coisa, mas a diferença que essa mulher fez na minha vida é gigante. Quando a conheci? Eu já sabia o que esse nome significava, a transexual que em 1984 foi capa da *Playboy* e que tinha feito a tão comentada cirurgia de redesignação sexual (sim, hora de a gente aprender os nomes certinhos das coisas e parar de dizer "mudança de sexo", né?), mas nasci

só um ano depois de ela aparecer na revista, e não havia internet àquela época, então eu não fazia ideia de como ela era de fato. Até que, numa madrugada insone, por volta dos anos 2000, assisti na TV Câmara ou Senado a uma exibição do filme O *Escorpião Escarlate* (1992) e, ao final, um apresentador falou em tom de brincadeira que o ponto alto do filme era o *striptease* da Roberta Close.

Eu me lembrava da cena — ô, se lembrava — bonita, mas na hora não havia percebido nada de mais ali. Naquele momento, Roberta Close passa a ter um rosto para mim, mais do que um rosto na verdade, um corpo, corpo que até aquele momento me parecia impossível, corpo que por toda a vida me fizeram acreditar impossível. Fiquei obcecada por essa mulher. E, para horror de quem convivia comigo, passei a testar como as pessoas reagiriam caso eu dissesse que a Roberta Close era linda e, mais do que isso, que eu adoraria poder ficar com ela.

Coitada de mim... quem era eu para querer alguma coisa com essa mulher? Nunca entendi direito o que me levava a dizer isso com tanta frequência, a única coisa que eu sabia era que precisava dizer. E hoje, pensando no que me tornei, releio essa passagem da minha vida como se fosse uma tentativa de garantir, pelo menos nos círculos que eu frequentava, que ela pudesse ser reconhecida como uma linda mulher e também que fosse perfeitamente legítimo desejar uma relação afetiva com ela.

Os olhares de reprovação que eu recebia eram marcantes, "tanta mulher para achar bonita, por que justo essa?", todo mundo se perguntando se no fundo eu não era gay, qual a razão de eu encucar com isso, mas Roberta Close tinha saído na *Playboy* e em dezenas de outras revistas e bugou a cabeça daquela sociedade recém-saída da ditadura (manchetes da época diziam "A mulher mais bonita do Brasil é um homem", dá para imaginar?), então é como se ela já tivesse uma boa blindagem.

A luta era estender essa blindagem às que viessem depois, às milhares de outras que jamais chegariam a posar para a Playboy ou aparecer na TV, em filmes... E eu sequer fazia ideia de que eu um dia estaria incluída nesse rol. Ela podendo ser reconhecida mulher e linda era como se abrisse espaço para que outras pudessem ser reconhecidas da mesma forma depois dela.

Foi mais ou menos por ali que caminhos imprevistos começaram a ganhar contornos nítidos ante meus olhos. Foi mais ou menos ali que comecei a perceber a ousadia dessas pessoas que peitaram o decreto que os genitais lançam sobre nosso corpo, decreto que determina, antes mesmo de a pessoa nascer, as fronteiras até onde ela poderá ir. Eu, que tinha sido a vida inteira uma criança reclusa, mais amiga de livros que de gente, segregada por ser *nerd* em praticamente todos os não poucos colégios onde estudei, via naquelas pessoas também segregadas, muitíssimo mais segregadas e violentadas do que eu na verdade, não o que quiseram me ensinar a ver, vergonha, mas a própria definição de coragem, coragem para descobrir quem se é.

Caminho sem volta. Roberta Close me mostrou de forma concreta que genitália não precisa ser destino, e, embora àquela altura ainda não fosse capaz de me perguntar quem eu era, coisas começaram a se fazer notar no meu corpo que só fariam sentido anos depois. Mas onde encontrar essas pessoas, como ter contato com elas? O primeiro lugar foi nas bancas de jornal, nas revistas eróticas, e precisei de muita cara de pau para, menor de idade, enfrentar os olhares do vendedor e comprá-las com a naturalidade de quem compra o jornal do dia.

Pouco tempo depois, chegou a internet discada em casa, e com ela o momento em que pude interagir pela primeira vez com uma pessoa trans. Época do chat Terra madrugada afora, eu nos idos dos meus 15, 16 anos, ainda existindo para o mundo como homem, eis que me aparece essa figura que não lembro bem se mulher trans ou travesti, e começamos um flerte. À época eu já sabia que havia diferenças entre uma e outra, algo relacionado a cirurgia talvez, mas sem muitas certezas sobre quem era qual e achei que pudesse ser desrespeitoso perguntar qual o genital que ela tinha. Trocamos telefone, passávamos horas conversando, eu toda encantada por aquela pessoa que eu não sabia encaixar, definir. Por mais "virjona" e inexperiente que eu fosse, posei de bambambã do sexo, e ela, percebendo que nem maior de idade eu devia ser, foi dando corda para ver até onde eu ia:

— Ah é, você entende de cama? Então diz pra mim o que vai fazer com meu corpo.

— Bom, agora eu vou beijar seus peitos, sua barriga, seu quadril todinho, coxas...

E pulava a genitália, na esperança de em algum momento ela me dizer qual era para que eu soubesse o que fazer. Ela nunca me disse, acho até que se divertia em imaginar que me sobravam dúvidas a respeito e que a vergonha era grande demais para eu me sentir no direito de perguntar. Não havia *webcam* na época, muito menos fotos no computador (quem teria escâner em 2000/2001?), então acabou que, mesmo depois de alguns meses de envolvimento, nunca nos vimos, nunca soubemos como de fato éramos.

Uma das primeiras pessoas com quem pude desenvolver uma relação afetiva, erótica, e eu não fazia ideia de como ela era, para além da voz e do jeito de falar. Mais do que isso: eu nunca soube o genital que ela tinha. Parece besta essa constatação, mas quantas vezes você se envolveu com alguém, ou mesmo conversou com qualquer alguém, sem já saber de cara (ou pelo menos achar que sabia) o genital dela? Foi minha primeira experiência do gênero, eu ainda bastante jovem, e isso me marcou horrores.

Mulheres e homens que viviam de acordo com o que o genital decretou existiam aos montes (na verdade, era só isso o que existia ao meu redor), mas eu queria era poder conhecer mais de perto essas outras formas de existir. No bate-papo era raro aparecer pessoas trans, mas logo acabei descobrindo outra forma de contato: os sites de acompanhantes. Eu não queria programa, e sim poder me encontrar com elas no shopping, na escola, dividir o lanche no recreio, conversar, convidar para tomar um café, cinema, barzinho, não necessariamente com intenções eróticas, afetivas, mas não havia umazinha sequer para contar história. Exceto nos sites de acompanhantes, onde existiam às dezenas.

Hoje sei o quanto isso é abusivo, ligar para uma trabalhadora sexual só para conversar ou fazer convites que não envolvessem pagamento, mas não conseguia pensar em outra forma de furar esse abismo que me separava daquelas pessoas, pessoas impossíveis aos olhos da sociedade, inaceitáveis, mas que eu tinha aprendido a admirar e que mexiam com todas as minhas certezas sobre o que eu era.

Curioso pensar que usualmente imaginamos pessoas trans como aquelas que rompem com as regras e os padrões estabelecidos, e então, quando vemos de perto, percebe-se que são fruto da mesma sociedade e que apenas reproduzem essas normas de uma forma toda particular. Exemplo? Era preciso ser homem e do tipão mais viril para ganhar a atenção delas. Odiavam homens que gostassem de homens (medo de serem vistas como homens por seus parceiros), que gostassem de ser penetrados ou que demonstrassem interesse muito vivo no pênis delas.

Em algum momento da adolescência, sabe-se lá exatamente como, mas acabei me tornando esse tipo de homem do mais padrãozinho possível, voz grave, jeitos masculinos, a máscara de pelos faciais servindo de proteção ante qualquer suspeita que pudessem ter de mim, franzino, mas com passabilidade cishétero total ("cis" é o contrário de "trans", tudo o que não é trans; "passabilidade" diz respeito à leitura social que fazem de você). Por causa disso, mesmo eu sendo um desastre total na cama, algumas permitiam que me aproximasse, em alguns casos chegando a rolar até um namoro, especialmente porque eu não fazia questão alguma de esconder a relação.

Lembro-me inclusive de quando fui ao cinema ver *Carandiru* (2003) com uma travesti de quem eu gostava muito. Somos amigas até hoje. Queria muito poder ver com ela um filme em que havia uma travesti no roteiro, ainda que quem fizesse a personagem não fosse travesti (esse debate não existia na época). Eu, com 18 anos, tremendo de medo, mas disposta a peitar meus próprios temores, ela já com mais de 30 anos, nos encontramos na entrada do shopping e lá fomos nós. No caminho, eu quis pegar em sua mão, mas ela não permitiu. Nunca conversamos sobre isso, mas na minha cabeça era como se ela tivesse consciência das violências transfóbicas e quisesse me preservar do que pudesse respingar em mim.

Dez anos depois e fui eu quem começou a se ver na mesma situação: deixar ou não deixar que a pessoa que gosta de mim expresse publicamente seu afeto? Hoje estou acostumada com esses olhares, encontrei estrutura para lidar com eles, mas a pessoa que gosta de mim muitas vezes não está preparada para essa violência, e aí é sempre uma questão delicada imaginar que estou deixando a pessoa correr riscos para poder demonstrar o que sente por mim. As decisões que nós, pessoas trans, nos vemos obrigadas a tomar...

Mas eis que um belo dia toda a minha passabilidade foi posta à prova por meus pais. Foram me buscar em um shopping sei lá qual, os dois no carro, quando minha mãe se volta para mim e diz: "Se a gente te perguntar uma coisa, você promete dizer a verdade?". Fiquei apreensiva, mas respondi que sim. E eis que me surge a pergunta mais inesperada que já ouvi na vida: "Filho, você é travesti?".

Sim, hoje eu sou travesti, mas naquela época eu estava tão preocupada em ser lida como homem (mesmo pelas travestis que me conheciam), barba na cara, cabelo curto, roupas esfarrapadas, toda despreocupada com meu visual, que jamais tinha me feito a pergunta. Fiquei em choque e quis saber de onde ela tinha tirado aquilo. Aí ela me mostrou as revistas eróticas que eu tinha escondido no armário, e eu fiquei pasma, tremendo e ao mesmo tempo rindo de nervoso. "Não, mãe, não sou travesti... sou bissexual na verdade, sinto atração por mulheres, homens e travestis... meus melhores amigos sabem, e não tenho vergonha alguma disso".

Pessoas pedem sinceridade, mas cadê que sabem lidar com ela? Choro convulsivo, ela gritando no carro que eu tinha dado uma punhalada em seu peito, meu pai dizendo que preferia que eu tivesse mentido, e eu já nem sabia mais o que esperar. Os dois passaram dias sem conseguir me olhar diretamente nos olhos, minha mãe trancada no quarto chorando, às vezes vindo conversar comigo para dizer que ainda dava tempo de me mudar, porque ser gay é perigoso, não tem volta, e daqui a pouco eu acabaria de saia.

Aquele era o ano de 2004, eu com 19 anos, dependendo financeiramente dos meus pais, mas pela primeira vez saindo de casa, caloura na universidade (Unesp de Franca/SP, Relações Internacionais, onde estudei apenas um semestre, quando abandonei o curso para voltar a Campinas, minha cidade natal, e cursar Letras na Unicamp). Era o momento certo para eu começar a me encontrar, me descobrir, romper com os planos que traçaram para mim antes mesmo que eu tivesse nascido. Eu odiava meus pais por culpá-los pela farsa que eu era, essa máscara, eu só sabendo existir dessa forma, e mesmo hoje vejo os reflexos desse sentimento e o quão difícil é tentar reconstruir nossa relação.

Ateia sendo obrigada a ir à missa, comungar, bissexual tendo de se passar por hétero, trans se fazendo de cis, a vida inteira sem cultivar interesse por sexo convencional, esse da penetração e do gozo (odeio penetração, seja em mim, seja na outra pessoa, assim como odeio gozar, preferindo sempre as práticas que envolvam mais imaginação do que propriamente corpo), mas fazendo esse tipo de sexo com todas as pessoas que amava, para que me vissem como homem, para eu acreditar que estava dando prazer a elas. E dane-se o que existia dentro de mim, a maneira como eu me entendia, uma vida inteira me anulando para caber nas fôrmas que me empurraram goela abaixo.

Dessa maneira, não é difícil entender que senti alívio em poder dizer ao meu pai que, se a convivência comigo ficasse insustentável a partir daquele dia, eu só pedia que tivessem paciência até eu me estabelecer em Franca, encontrar um emprego e aí nunca mais precisaríamos nos ver. A resposta que ele me deu, no entanto, é indicativa de o quanto subestimei minha família e de o quanto essa família, ainda que cria da mesmíssima sociedade opressora que nos formou a todos, estava disposta a se reinventar para não abrir mão de mim: "Não se preocupe... a gente vai aprender a lidar com essa situação".

Dez anos depois, quando eu finalmente fui capaz de me assumir por inteiro, lembrei que, antes mesmo de surgir qualquer consciência minha, minha mãe já havia me feito a pergunta visionária, se eu era travesti. E mais: dez anos depois, quando resolvi sair de casa para poder viver de forma mais plena a minha nova identidade, sem ser lembrada o tempo inteiro do meu nome de nascimento e do gênero com que fui criada, sem precisar também lidar com o sofrimento gigantesco que meus pais manifestavam, foi a vez de a minha mãe dizer: "Você está saindo porque quer, não estamos te expulsando... Se ficar, vamos aprender a entender e respeitar a forma como você quer viver a partir de agora".

NAS ENTRELINHAS DO CORPO
A resposta firme à minha mãe pode ter dado a impressão de que eu tivesse uma relação tranquila com meu corpo e sexualidade, mas não era bem assim que as coisas se davam. Ainda criança, desenvolvi uma vergonha extrema da minha nudez, a ponto de, sei lá, com 5, 6 anos de idade, já não aceitar mais que meus pais nem ninguém me visse sem roupa. Usar banheiro público masculino era outro tormento, mas decidi voluntariamente peitar esse pavor e ficava lá horas na parte do mictório, em pé, até conseguir enfim fazer xixi: entrava muda e saía calada, olhar baixo, fazendo tudo o que eu tivesse de fazer o mais rapidamente possível, com o mínimo de interações.

Com 10 anos meus pais me chamaram para uma conversa e me explicaram, nos termos mais eufemísticos possíveis, o que era sexo: papai planta sementinha na mamãe, barriga cresce, nasce o bebê. Meus olhos brilharam. No outro dia, contei a novidade aos meus poucos amigos e descobri que mesmo eles, excluídos como eu, já sabiam de velho a respeito.

Dois anos mais tarde, fui a piada da sexta série por ser a única pessoa que não sabia o que era "bater punheta" ("se não bato umas três por semana, enlouqueço", me disse o menino que começou com a humilhação). Primeiro beijo aos 14: a menina limpou a boca em seguida e nunca mais falou comigo. Eu era um desastre.

A primeira vez que saí com um homem eu tinha 17 anos, ele com mais de 30 o conheci em um chat de bate-papo. Veio me buscar de carro perto de onde eu morava, e de lá fomos a um motel (acredito que usei meu RG autenticado falso para conseguir entrar, ou talvez nem tenham pedido, improvável). Mal entramos no quarto, ele tirou a minha roupa, me deitou de bruços na cama, colocou a camisinha, cuspiu no meu ânus e começou a forcejar a entrada. Doía demais, mas fiquei calada, e em momento algum ele se preocupou em perguntar como estava sendo para mim. Quando gozou, tirou o pênis de dentro de mim, se vestiu e me apressou para sairmos logo.

Sangrei, senti dores atrozes por vários dias, lembrava das dores a cada vez que precisava ir ao banheiro. Saí de lá jurando jamais fazer aquilo outra vez, mas uma semana depois lá estava eu outra vez com o animal. Na hora era horrível, só isso, mas depois eu comecei a passar dias e dias recordando a dor e sentindo prazer em me pensar machucada, doída. Não conseguia evitar o desejo por homens, então eu pelo menos devia vivê-lo apenas com anônimos, ogros e sempre trazendo junto alguma espécie viva de punição.

É dessa mesma época a minha primeira ida a uma boate LGBT, a saudosa The Club, em Campinas. Ela ficava numa rodovia, a uns cinco quilômetros de casa. Um belo dia, quando todo mundo foi dormir, escapuli sorrateiramente para a rua e fui caminhando a pé até lá, de madrugada. Sozinha. Chegando lá, na fila um menino me aborda em tom de paquera, perguntando se eu era gay. "Sou bi", respondi. "Bichinha?", ele disse. Achei graça da conversa, nunca me trataram daquela maneira, mas ainda não estava preparada para flertar com outro homem.

O clima de liberdade, o cheiro de sexo, tudo era contagiante, mas confesso que eu sentia muito incômodo em ver duas figuras masculinas se beijando, se agarrando. O curioso é que eu ficar com uma travesti ali, ou mesmo uma *crossdresser*, uma *drag queen*, não me causava nenhum incômodo, muitos menos ver duas figuras femininas trocando afeto. Os efeitos da homofobia internalizada... Eu não conseguia evitar sentir desejo por transar com homens, mas não havia espaço para carinho, beijo, afetividade. Era só sexo bruto, e eu até apreciava se a pessoa me tratasse como uma boneca inflável.

Enquanto eu própria existia como homem para a sociedade, nunca consegui desenvolver uma relação afetiva mais séria com homens, mas depois da minha transição essa possibilidade começou a se fazer possível (a começar pelo fato de hoje eu me permitir viver afeto com eles, beijos, sexo com algum grau de cumplicidade e troca, o que pode se dar tanto por eu não me ver mais como uma figura masculina quanto por eu ter superado esse preconceito que me ensinaram a possuir).

A única questão é que seguem sendo mulheres as pessoas que, em geral, se permitem assumir uma relação comigo, pegar na minha mão em público, me levar para conhecer amigos, família. Os homens que me desejam, exceto os homens trans, seguem só o fazendo longe de olhares públicos, na sombra, sem coragem para peitar seja a sociedade transfóbica, seja os próprios preconceitos que sentem junto a esse desejo "proibido". E não dou conta de aceitar, hoje, um homem que me ofereça menos do que eu própria ofereci às travestis com quem me relacionei quinze anos atrás, quando a transfobia era ainda mais violenta.

Poucos meses antes dessa primeira experiência com um homem, tive a minha primeira vez com uma mulher e, se naquela a questão era o cara me ignorar por completo, nessa era eu precisar me vigiar ininterruptamente, mentalizar uma ereção que começasse já no esfrega-esfrega e que só terminasse depois de ela gozar, evitando ejaculação precoce e precisando descobrir maneiras de tocá-la que lhe dessem prazer, que lhe fizessem sentir tesão. Sexo não era para mim, não era sobre prazer: era uma forma de me afirmar homem.

Homens tinham de transar, media-se o quão homem um homem era pelo número de transas, pela performance, mas como nos círculos em que eu convivia não havia a menor chance de alguém se interessar por mim (eu era a pessoa que cresceu sem muitos amigos, sozinha no recreio, lendo livros, a pessoa que zoavam em público e que só servia para passar cola na prova e vender redação [sim, eu vendia redações no colégio]), o jeito era ir a festas grandes e tentar a sorte com mulheres lá, mulheres que não me conheciam antes, capazes de me achar uma pessoa bonita e que nem desconfiassem do *loser* que eu era.

Corpo todinho travado, avesso a toques em regiões íntimas, barriga, virilha, saco, não suportando sexo oral em mim. Toques nessas regiões podiam arruinar a continuidade da transa: era preciso muito cuidado para ter uma relação sexual comigo. Eu gostava de dar prazer, sentir que estava proporcionando prazer à outra pessoa, mesmo (ou especialmente) se isso envolvesse desconforto ou dor da minha parte. Uma espécie de punição por eu nem sabia direito o quê, mas que com certeza era merecida.

Eu não sentia prazer naquilo, mas ficava feliz ao imaginar que a menina tinha gostado. Ser capaz de dar prazer fazia com que eu sentisse menos o peso da rejeição que me acompanhou por toda a vida. Importante dizer que o fato de eu me preocupar com ereções prontas e consistentes, sem ejaculação precoce, nunca me salvou na hora da cama: se a memória não me falha, acredito que brochei absolutamente em todas as primeiras vezes que transei com uma mulher cis ("cis" é o contrário de "trans", lembra?), então precisei contar com a paciência de todas elas para ir me desarmando e me despindo dessas cobranças até conseguir estar ali de forma mais tranquila e ser possível acontecer algo que pudéssemos chamar de sexo.

Com homens era desejo e punição, com mulheres era por afeto e para eu poder me sentir o homem que queriam que eu fosse. Seja como for, sexo nunca era um momento de liberdade, exceto quando me envolvi com essas pessoas que eu imaginava livres, que eu admirava e nem sabia direito por quê, travestis (uso "travesti" como uma palavra sinônima de "mulher trans", seja porque não é possível reconhecer no "olhômetro" quem é travesti e quem é mulher trans, seja porque tentativas de distinguir entre "aquela que quer cirurgia" e "aquela que não quer" em geral redundam apenas em maior estigmatização da travesti).

E quando foi? Também por volta dos 17, 18 anos, já no cursinho. Conheci a menina em site de anúncios, liguei, nos encantamos uma com a outra, então, depois de algum tempo só nos falando por telefone, ela me convidou para ir visitá-la. Fui. Foi maravilhoso. Primeira vez que eu podia ver de perto um corpo trans, tocar essa mistura tão única de atributos que nossos olhos foram condicionados a ver como masculinos junto de femininos, tudo num mesmo corpo. E eu adorava essa mistura!

Foram dois dias de muito amor e prazer, livre de amarras e preocupações, a gente se revezando em quem faz o que na cama, aí depois filminho na TV, conchinha. Mas foi só eu voltar para casa, e me veio o choque de realidade, o medo. Me senti frágil, indefesa, e isso me fez ser covarde, nunca mais voltando a falar com ela, nem para dizer tchau. Meses depois, me chega a notícia de que ela acabou de "morrer de aids".

Não se morre de aids, hoje eu sei, mas sim de doenças oportunistas que se aproveitam do estado debilitado em que o organismo se encontra, mas naquela época, começo dos anos 2000, a quantidade de informação disponível a esse respeito era muito limitada. Entrei em pânico, já imaginando meus últimos dias. Passava horas na internet decifrando matérias em vários idiomas, matérias que diziam que ora os cubanos, ora os Estados Unidos prometiam a cura para dali a poucos anos. Posterguei ao máximo o momento de ir fazer o exame.

Quinta pessoa com quem tive relações sexuais, a única sem preservativo. Nunca consegui confirmar se ela tinha mesmo aids ou HIV, se a morte teve relação com isso ou mesmo se ela de fato tinha morrido. Ela simplesmente desapareceu, e eu não fazia ideia de onde procurar confirmação. Fui fazer o exame, uma semana para ficar pronto. Nessa semana compus vários poemas sobre a morte, falando sobre meu corpo em putrefação, a angústia por ter vivido tão pouco.

Às vésperas de ir buscar o resultado, sentei com as pessoas de quem eu mais gostava, meu vizinho, um outro grande amigo, a ex-namorada da adolescência, e contei que era bissexual, que já tinha transado com um homem e uma travesti, contei ainda que com a última foi sem camisinha e que, ao que tudo indicava, parece que ela tinha falecido em decorrência da aids. Eu buscaria o meu exame no dia seguinte.

Tive muita sorte, sempre. Seja com meus pais, seja com meus poucos amigos ou com as pessoas que gostam de mim. O que fizeram depois de eu despejar aquela montanha de novidades no colo de cada um deles? Choraram comigo, me abraçaram e disseram: "Conta comigo, não vou deixar de estar ao seu lado por causa disso". Os amigos homens acharam necessário brincar, dizer que, por mais que aceitassem que eu fosse gay, não era para eu dar em cima deles, mas ignorei o gracejo e registrei apenas o mais importante: eles me apoiavam.

No outro dia, lá estava eu no postinho de saúde e, depois de uma demora insuportável, finalmente me entregaram o envelope com o meu exame. Negativo. Chorei de alívio, de alegria, contei para esses amigos o quanto antes, mas nem sei dizer exatamente quando, só sei que uma hora bateu de volta a culpa... "Como assim não peguei? Agi de forma tão escrota com ela, fui irresponsável comigo e ainda assim saí livre".

A culpa me devorava por dentro, eu querendo corrigir esse erro, eu querendo no fundo ter contraído HIV, por acreditar, quem sabe, que isso abreviaria a minha vida, já que eu não via muito sentido nela e, ao mesmo tempo, não tinha coragem de me suicidar.

Viver era um peso gigantesco, e, de tempos em tempos, lá ia eu me submeter a uma nova transa desprotegida com anônimos, banheirão, *darkroom*, bate-papo. Depois, ficava três meses sem transar com ninguém, a janela, e fazia o teste para ver se dessa vez tinha sido. Nunca aconteceu.

Eu não queria contrair, mas também não queria não contrair... Eu só não aguentava mais viver daquele jeito, aí quem sabe o vírus me ajudasse a nunca mais transar com ninguém, a nunca mais fazer algo que eu havia aprendido a entender como repulsivo, vergonhoso e que eu não sabia como evitar. Mas nunca transei com ninguém sem ter certeza de que meu exame estava negativo... A punição, se houvesse, era só para mim, única pessoa que merecia sofrer.

NÃO FOSSEM SEUS PELOS VÁRIOS

Uma das primeiras travestis com quem me envolvi, e por quem fui perdidamente apaixonada, certa vez me perguntou se eu não queria que ela me produzisse, para saber se eu ficaria feminina. Tivesse aceitado e é provável que minha transição começasse ali mesmo, mas a resposta que dei foi um grosseiro: "Não, e nunca mais volte a falar nisso. Sou homem". Interessante, não? É como se eu desconfiasse que um mísero pezinho para fora do armário e já cairiam portas, abririam gavetas, não teria mais como voltar atrás.

Eu não estava preparada sequer para cogitar a ideia, mas é curioso que pouco depois disso, me sensibilizando com a vida difícil que ela levava, o preconceito, a violência, a exclusão, a prostituição precária e mal remunerada, fiquei imaginando que um dia, quando eu virasse professora concursada de uma universidade pública, sem poder mais ser demitida, eu poderia me assumir travesti e obrigar a sociedade a aprender a respeitar pessoas trans.

Travesti por escolha, uma escolha política. Como se fosse simples assim. Gosto tanto de lembrar esse momento. Às vezes a gente passa a vida tentando descobrir uma maneira de viver que faça sentido, que não seja um peso, e acredito que precisei ir cavando desculpas esfarrapadas, álibis seguros, para imaginar possível esse acontecimento, por exemplo.

Os danos psicológicos que essa vida no escuro me legou são gigantes, irreversíveis em alguma medida, essa dificuldade de me entregar a uma relação, de me desarmar, de mostrar (mesmo para as pessoas em quem confio, pessoas que amo) o que há por trás da máscara, mas não posso ignorar que a descoberta tardia da minha transgeneridade me possibilitou também um monte de blindagens e a possibilidade de negociar em melhores termos a minha aceitação. Não sei se teria conseguido chegar ao doutorado caso transicionasse na adolescência ou no começo da vida adulta.

Mas, voltando à relação com aquela menina, eu com 21 anos à época, ela idem e no comecinho da transição. Tempos depois ela me confidenciou que eu a marquei muito, porque, embora ela já fosse bem feminina, ainda usava peruca e não tinha começado com os hormônios, mesmo assim eu andei de mãos dadas com ela em público, quando fomos comer no Habib's, a primeira pessoa com quem ela pôde viver isso, seu primeiro amor.

O namoro durou três meses. Poderia ter durado mais, mas eu era por demais imatura para viver uma relação de verdade, e minha dificuldade de ser transparente me obrigava a lidar sozinha com meus conflitos, minhas inseguranças, minhas dores, minhas dificuldades, o que no mais das vezes resultou na ruína das minhas relações.

Ela nunca soube desse meu pensamento estapafúrdio até que, um mês atrás, depois de anos sem contato algum, digitou meu nome de nascimento no Google e descobriu que eu saí candidata a vereadora como Amara Moira. Comparando as fotos antigas com as atuais, se deu conta de que eu sou aquela mesmíssima pessoa que ela namorou. Voltamos a conversar, muita euforia, ela em choque por acreditar piamente que namorou um homem dez anos atrás, mas de repente descobrir que, mesmo hoje, ela ainda fica balançada comigo (e eu com ela).

Eis a primeira vez que me imaginei travesti, como se se tratasse de uma personagem de livro, um papel, e não foi só comigo que isso se deu. Quantas e quantas pessoas não vão se descobrindo trans justo assim, algumas no próprio teatro, o momento em que acreditam estar encarnando uma personagem sendo justo quando se libertam daquele eu que a vida inteira foram ensinadas a ser? Por isso defendo o direito de as crianças experimentarem papéis, brincarem com as diversas possibilidades, poderem manifestar desconforto com o gênero que lhes está sendo imposto desde o nascimento.

Algum tempo depois, comecei um namoro virtual com uma mulher trans que morava em Goiás, cabeleireira, e ela me diz a frase que viria a colocar a minha vida completamente de cabeça para baixo: "Se amanhã cedinho eu chegar em Campinas, você faz o quê?". Apenas respondi: "Vem". E ela veio mesmo, fugida da casa dos pais, sem nem mesmo avisar para onde ia.

Passamos uma semana em um hotelzinho de beira de rodoviária, até acabar todo meu dinheiro, aí passamos outra semana no apartamento de um amigo, e enquanto isso ela ia procurando salão de beleza onde trabalhar; eu, emprego em algum colégio, na área de literatura ou português, e nós duas estávamos atrás de uma casa barata que nos permitisse ser felizes para sempre. Imagine eu chegando à minha mãe e dizendo:

— Mãe, estou namorando uma mulher trans há alguns meses pela internet, nunca nos vimos, mas amanhã ela vai chegar aqui em Campinas, e vamos começar a buscar um lugar para morar.

Coitada, entrou em choque. "Achei que você tinha parado de se envolver com essa gente", resposta que ela me deu. Meus pais não queriam contato algum com a menina, nem que eu a trouxesse em casa. Quando a encontrei na rodoviária e pude vê-la em pessoa pela primeira vez, percebi que só saberiam que ela era trans se ela mesma dissesse, aí me arrependi de revelar esse detalhe, não tão detalhe assim, para meus pais. Poderia ter sido mais fácil se eu não tivesse contado, mas então era tarde.

Ela virou cabeleireira em um salão perto da Unicamp e da casa que havíamos alugado, ganhando pouco a princípio, e eu comecei a dar aulas de Literatura em um colégio grande da região. Importante pontuar isso: eu no segundo ano da graduação em Letras, nenhuma experiência profissional anterior que me qualificasse, e mesmo assim consegui encontrar um emprego... Hoje, terminando o doutorado em Teoria Literária na Unicamp, estudando a obra de James Joyce, um dos autores mais difíceis da literatura ocidental, e nenhum colégio me contrataria como professora. Por quê? Porque é preciso coragem para contratar uma travesti, é preciso ainda mais coragem para comprar briga com os demais professores, funcionários, alunos, pais de alunos. E ninguém está disposto a comprar essa briga, pelo menos não por uma travesti.

Quinhentos reais o aluguel da casinha, meus pais como fiadores (veja só!), ela ganhando quatrocentos reais por mês no salão, eu mais ou menos o mesmo no colégio, mais uma ajuda mensal dos meus pais, era um sacrifício chegar ao final do mês com dinheiro. Pão com mortadela no café da manhã, fatias contadas, a gente colhendo frutinhas nas árvores da praça ali perto para fazer geleia, suco, felizes, mas era nítido o quanto o aperto financeiro ia fazendo a relação ruir.

Na Unicamp, pessoas pararam de falar comigo, me apontavam à distância dizendo: "Ó, lá, o cara que dá pra travesti", mas pelo menos havia o meu grupinho fiel de amigos, gente que me respeitava e que não abriria mão da minha companhia. Nem da dela. E eu fazia questão de trazer minha namorada lá e chocar aquele mundinho hipócrita e preconceituoso. Numa disciplina de Teatro (2007), escrevi um monólogo sobre uma personagem transexual e trouxe a minha namorada para ler, em sala de aula, uma das partes que até hoje mais me emociona do texto:

TRANS

    olhar a alma de mulher
    ou
    a forma que lhe é ex
    terna
    o pênis entre as pernas
    os pelos
      pelos
        pelos pelo rosto

    sinto ojeriza quando o vejo rijo
    falo que me veio como falha
    avalio o alívio que haveria
    ao ver-me livre deste filho
    ao ver a vulva no espelho
    sem empecilho

    quando ao rapaz apraz se olhar mulher
    e o músculo que há lhe traz o asco
    atroz seria opor-se ao próprio corpo
    e ter, não mão alheia, mas o soco.

Hoje, parte das pessoas que me apontavam o dedo vem me dizer o quanto admira a minha coragem por eu ter me assumido Amara, numa clara indicação das transformações pelas quais passou a faculdade de dez anos para cá. Um dos meus melhores amigos certa vez me disse que a minha vida é oscilar entre fases de expansão e de contração, momentos em que peito tudo que vier e outros em que me escondo do mundo. Pois bem, o namoro terminou com um ano e meio, ganhei uma bolsa de estudos para ir a Portugal por um semestre e, quando volto de lá, é como se eu de repente me tornasse o típico cara cishétero branco classe média da família tradicional brasileira. E por pelo menos cinco anos fui exatamente esse cara para todo mundo que não era eu.

Vivi publicamente uma relação com uma mulher trans por um ano e meio, mas agora as pessoas que me conheciam sequer imaginavam que minha tão comentada ex era trans. Voltei para o armário e me tranquei lá dentro de uma forma que nem sabia ser possível. Foi nesse momento que descobri que assumir gostar de Lady Gaga era perigoso, assim como demonstrar certos conhecimentos sobre a cirurgia de redesignação sexual. Anos e anos me policiando, vigiando minhas próprias palavras, tendo de omitir porções importantes da minha história para me sentir novamente segura.

E eis que numa noite insone, outra vez a insônia, sempre ela, assisto a *Priscilla, Rainha do Deserto*, e o filme desencadeia em mim coisas que até hoje não consigo entender. O armário, voltei a perceber seus limites estreitos, a falta de ar, de sol, a necessidade de fazer movimentos cuidadosos para não ameaçar sua estrutura frágil (abrir aquelas portas enferrujadas, o ranger das portas, a dificuldade de fechá-las sem que ninguém se desse conta de que foram abertas, do que havia dentro), daí começo a me sentir ali, não mais contente, mas contida, e segurança vai deixando de ser motivo capaz de me manter presa por livre e espontânea vontade. Só consegui dormir depois de escrever um poema, que imediatamente enviei à minha ex, com quem não falava havia tempos, dizendo que também dessa vez me inspirei nela.

amara moira

não fossem seus pelos vários,
pelos pelas pernas, pelos
seios, rosto, seus cabelos
curtos, não teria páreo,
nem pra lhe conter armário...
não fosse e de saias curtas,
decote e salto *à la* puta,
ia atrás de machos, mãos
brutas, a forçar-lhe o vão
virgem, como quem a estupra.

"Amara Moira", título e pseudônimo, expressão que eu pouco antes havia encontrado na *Odisseia,* de Homero, e que significa "destino amargo" (o destino de Ulisses, impossibilitado por Calipso de voltar aos braços de sua esposa Penélope, em Ítaca, depois de vencida a Guerra de Troia), quase que uma continuação natural dos jogos que eu própria já vinha fazendo com o nome que me deram ao nascer, Omar > Amaromar > Humoromar > Amara Moira.

Moira, "destino", mas quase *moria*, "loucura", "propensão doentia a caçoar dos outros", palavras que sempre admirei. E ainda lembram Moreira, meu último sobrenome, "pé de amora" (amora, hoje um dos meus apelidos). E amargor, bom, não exatamente um gosto ruim, só um que não sabemos muito apreciar. Nome sonoro, alegre talvez, mas trazendo junto esses sentidos que desafiam a compreensão.

Minha ex responde prontamente ao e-mail, elogiando o poema, mas dizendo-se um pouco incomodada por não entender a razão de eu acreditar que a inspiração veio dela. Desde criança ela sempre muito consciente da mulher que era, os cabelos compridos como sua marca registrada, assim como os poucos pelos pelo corpo, inclusive no rosto, e além de tudo ela nunca teve esses desejos promíscuos, desejos de sair sedutora dando para qualquer um.

Poema que imagina uma figura acostumada a ver-se como masculina fantasiando quão livre poderia ser se pudesse se livrar dos pelos, deixar os cabelos crescerem, vestir roupas e calçados provocantes e sair atrás de homens quaisquer com quem fizesse um sexo no limite entre o prazer e a violência, o gozo e a punição. Hoje leio esse poema e me vejo em cada linha sua, mas demorei anos para ser capaz de entender que ele falava não da minha ex, mas de mim. Talvez ele sequer poderia ter sido escrito se eu não acreditasse piamente que falava dela.

ME CURA, POR FAVOR

Momento dos mais delicados, dar-se conta das amarras que te prendem, mas não saber bem o que fazer para desatá-las. Parte considerável desses anos passei escondidinha numa relação perfeitamente acorde às normas, mas eis que começa a ficar difícil manter fechadas as portas do armário e seu conteúdo protegido de olhares indiscretos, os meus, inclusive. Processo longo e doloroso, eu sem quase contato com pessoas trans ou com alguém a quem pudesse confiar meus conflitos.

Primeiro veio Lady Gaga, "Alejandro", eu descobrindo o caos que ela causava em meu corpo, a vontade de querer remexê-lo, libertá-lo mesmo que desengonçadamente, e os riscos que isso representava. Até ali eu era conhecida por só ouvir rock, MPB, sambas antigos, música clássica. Foi a primeira vez que me tolheram por cantar Lady Gaga em público, "coisa de gay", mas eu não era mais criança para abaixar a cabeça ante essa recriminação.

Junto começo a sentir cada vez mais incômodo no fato de o sexo passar pelo meu genital, propondo então à minha namorada que a gente tentasse transar de outras formas, sexo oral nela, eu a masturbando, consolos, mas sem que o pênis fosse protagonista e, se possível, com ele nem participando da cena. Eu não sabia explicar a razão, só sabia que não estava mais dando conta de usá-lo. Passei a brincar de vestir suas roupas também, quando ficava sozinha.

Três anos e meio juntas, e, quando ela sai do país, intercâmbio, decido terminar o namoro para finalmente tentar descobrir quem eu era. Foi cruel terminar assim, reconheço, mas eu não conseguia enxergar outro caminho, sem poder me abrir com ninguém, aquela angústia, ansiedade me destruindo por dentro. Menos de um mês depois, lá estava eu indo para Brasília encontrar uma mulher que me ajudaria a descobrir meu eu feminino.

Passei uma semana com ela, sendo tratada somente no feminino ("Melyssa", o nome que ela me deu), ela indo comigo comprar roupas, me fazendo provar lá mesmo, na frente daquelas pessoas todas atônitas, me ensinando a andar de salto, a fazer as unhas, o corpo livre de pelos pela primeira vez, primeira vez que eu pude usar brincos. O mundo que se abria aos meus olhos era maravilhoso, e eu queria tudo para ontem.

Tudo tão "para ontem" que eu não soube lidar quando ela me proibiu de tomar hormônios. Ela era pura preocupação comigo, gostava mesmo de mim, querendo que eu, antes de tomar hormônios, primeiro fosse pesquisar as reações que eles causariam no meu corpo e, antes também, passasse num concurso público para ter condições financeiras de me bancar. Eu não aguentava mais esperar, a vida tinha deixado de fazer sentido se não fosse assim. Eu preferia morrer, eu até queria morrer, mas para eu tirar a minha vida o mundo teria de me mostrar que realmente não havia espaço para gente como eu.

Mal voltei para casa, e terminamos a relação, eu determinada a encontrar alguém que me ajudasse a ir o mais fundo possível nessa busca. Encontrei uma dominadora profissional, desmiolada igual a mim, nos apaixonamos loucamente, e a primeira tarefa que ela me deu foi tomar dois comprimidos de Diane 35 e um de Androcur por dia. Eu precisava que ela me obrigasse, senão talvez nem conseguisse, então todo dia nos víamos na *webcam* para ela me assistir tomando.

Escrevia meus pensamentos desordenados num caderninho, pesquisava sobre hormonização na internet, em sites e mais sites falando que os efeitos começavam a ser menores a partir dos 27 anos, justamente a minha idade na época, conversava com ela sobre meus temores de jamais poder ter um corpo que o mundo lesse como feminino, conversava também sobre o que aconteceria quando as pessoas à minha volta se dessem conta de que agora eu seria Melyssa.

Foi ali também que criei coragem para ir sozinha comprar as roupas que eu tanto queria usar, roupas que deixei escondidinhas no fundo do meu armário e que eu usava na *webcam* com a dominadora, roupas que só estavam esperando a primeira oportunidade para se tornarem meu novo vestuário.

Levou duas semanas para eu entrar em crise. Meu peito começando a ficar sensível, a marcar debaixo da blusa, aí a oscilação emocional que aqueles hormônios causavam, eu chorando a todo momento (justo eu, tão acostumada a nem mais saber o que era chorar), incapaz de levantar da cama, não conseguindo trabalhar na minha dissertação, o medo absurdo que comecei a sentir de ser expulsa de casa, de perder meus amigos, de não poder continuar estudando. Mesmo o mestrado, que já estava prontinho, só esperando a defesa, eu sentia que não daria conta de levá-lo até o final.

Ninguém fazia ideia do que se passava, fora a mulher trans com quem morei e a quem confidenciei parte de tudo isso que eu estava vivendo. Era desesperador o medo, o não conseguir nem imaginar a reação que as pessoas teriam ao descobrirem quem de fato eu era. Entrei em pânico, joguei todos os comprimidos e roupas femininas no lixo, falei com a dominadora que eu não tinha condições psicológicas de lidar com aquela situação e fui buscar uma psicóloga que me curasse, que nunca mais me deixasse fazer aquilo comigo. O que ela me disse foi lindo:

— Em vez de pensar em cura, o que você acha de a gente tentar descobrir o que te levou a querer transformar seu corpo, a querer se imaginar de outra forma?

Junto fui também a um psiquiatra e contei a mesma história, mas, ao cabo de cinco minutos me ouvindo, ele me interrompeu e disse já saber o que eu tinha: "Você tem TOC, mas um tipo mental de TOC... botou na cabeça que é mulher e vai enlouquecer se não for". Eis as palavras que ele usou e ainda me receitou um remédio que me ajudaria a tirar isso da cabeça. Joguei a receita no lixo assim que saí do consultório.

Um mês depois, descobri uma mulher trans estudando na Unicamp e fazendo justamente Letras: Beatriz Pagliarini Bagagli. Essa menina chegou toda andrógina, tímida com seus 18 anos, então voltou das férias para o segundo ano da graduação se afirmando Bia, obrigando o movimento estudantil a se inteirar do debate trans, e com isso foi pavimentando caminho para todas as outras pessoas trans que viriam após ela, eu inclusive.

Foi da sua boca que ouvi a palavra "transfeminismo" e foi ela quem me pôs em contato com militantes que estavam construindo essa vertente. Meu primeiro contato com o feminismo era por meio do transfeminismo e se deu logo depois que abortei a primeira tentativa de transição. Foi também esse o momento em que eu e ela fomos ver uma apresentação da Banda Uó e pude ver pela primeira vez uma pessoa trans no palco, a cantora Candy Mel... Nunca gritei tanto, nunca me descabelei tanto igual naquele dia.

Havia lugar no mundo para mim, para gente como eu.

FAZENDO A DESENTENDIDA

Tentei me curar, então conheci aquela psicóloga e, depois, a Bia, o transfeminismo, a Banda Uó e descobri um mundo de gente que estava construindo a resistência, lutando pelo direito de as pessoas trans existirem. Consegui terminar no sufoco o mestrado, mas passei em primeiro lugar no processo seletivo do doutorado (o que significava que eu receberia a primeira bolsa de estudos do departamento de Teoria e Crítica Literária), virei moderadora da página *Palmeiras Livre*, a torcida LGBT do Palmeiras, comecei a participar como bissexual da militância LGBT na universidade, no Coletivo Babado... Dá para ver a mudança?

Eu não estava mais disposta a viver presa naquela máscara para sempre e queria porque queria me sentir construindo um caminho que me permitisse não precisar mais ser Omar, poder sentir leveza e liberdade na vida. Alguns eventos foram significativos para que eu passasse a ter esperança.

Primeiro, o carnaval. Momento em que se pode brincar na fronteira dos gêneros, lá fui eu pegar uma fantasia velha de *dominatrix* e vestir de forma toda caricata, All Star, meião até a canela, pernas e peitoral peludos, no carnaval de rua. A caricaturice era necessária, prova de que aquilo era "brincadeira", e todo mundo, homens e mulheres, aproveitou que era "brincadeira" para passar a mão na minha bunda. Aquilo era invasivo demais, abuso pesado, mas, só de imaginar que talvez significasse que, pelo menos ali, não estavam me vendo igual a homem, consegui sorrir.

Pouco depois, aconteceu de um rapaz do curso de Moda da USP ser hostilizado por usar saia na faculdade, e homens de várias universidades do país organizaram, em solidariedade, um "saia de saia" dos homens. Peguei uma emprestada e fui, tremendo de medo e alegria, pelas ruas do meu bairro, tentando entender o que as pessoas pensavam ao me ver assim.

Uma amiga feminista, inconformada com o fato de os homens acreditarem que estavam mudando o mundo com aquele gesto ínfimo, ridículo, me desafiou: "Se quer meu respeito, vai usar saia não somente hoje, mas comprar um montão e fazer delas um item do seu vestuário cotidiano... Não se combate machismo usando saia uma vez na vida". Pronto, eu tinha a minha desculpa, o meu álibi perfeito. A partir daquele dia, usar saia era uma forma de contestar a ideia de que roupas têm gênero e também de lutar contra o machismo.

As brechas que a gente cavuca para tentar encontrar um pouco de ar fresco. Isso me faz lembrar do dia em que escutei um menino de 8 anos dizer para a amiguinha: "Vamos brincar de filme de rei? Porque no filme de rei os homens podem usar saia". Ou mesmo os terços que eu usava no pescoço quando criança ou quando a gente amarra toalha no cabelo para parecer que tem cabelão.

Quando cheguei em casa à noite, e meu pai me viu de saia, correu para contar a novidade à minha mãe. Ela estava no quarto e de lá não saiu, nem para me dizer boa-noite (o que fez por detrás da porta, sem sequer abrir e ver como eu estava ou me deixar vê-la). Vendo que acabado o protesto continuei a usar saia, veio conversar comigo a respeito e tentar entender o motivo. Falei de feminismo, falei de LGBTs e devo ter sido tão convincente que, um ano e meio depois, quando consigo finalmente recomeçar a minha transição, a família inteira ainda acreditava que era por militância que eu fazia aquilo. Mas não nos antecipemos aos fatos.

Participar da militância vai me mostrando que era possível eu sentir orgulho de mim, não mais vergonha e desejo de punição, aí pouco a pouco vou encontrando propósito na vida, propósito para além daquele ensimesmamento da vida universitária, eu todo dia sentada na escrivaninha lendo livros que ninguém lê, escrevendo artigos que nada mudavam, as velhas demonstrações gratuitas e descompromissadas de inteligência, ocupando esse espaço que a sociedade entende como legítimo, mas que, no mais das vezes, me parece mais é pernicioso, por contribuir para que tudo se mantenha igual.

Passei em primeiro lugar no doutorado, mas eu não me reconhecia mais naquele projeto anarcisado, umbiguista, o intraduzível no *Ulysses*, de James Joyce. A bolsa me daria estabilidade financeira por quatro anos, mas o projeto era uma prisão. Eu queria estudar gênero, ler feministas, Beauvoir, descobrir o que mulheres tinham a dizer sobre literatura, falar sobre travestis... Estava cansada de homens, sempre homens, e ainda por cima brancos, cisgêneros, heterossexuais. Estava cansada do que eu própria havia sido até aquele momento.

Sigo construindo a militância LGBT na Unicamp, participo da organização da Semana do Babado, e eis que no último dia do evento me acontece o imponderável: uma menina lindíssima dá em cima de mim na festa e me rouba um beijo. Nos meus 28 anos de vida, nunca alguém deu em cima de mim, então imagina só a minha cara. Eu fazia o tipão *nerd*, feio, sem graça, com dificuldades óbvias de comunicação, e relembrando as pessoas com quem me envolvi até aquela data, e mesmo hoje, ainda não entendo o que viram em mim.

Eu estava de saia, maquiagem e unhas pintadas quando ela me beija, e depois me confessa que tentou ficar comigo porque achou que eu era gay (o que não faz o menor sentido, aliás, talvez isso fosse a desculpa que ela mobilizaria se eu recusasse o beijo). Paixão ao primeiro beijo. E eu, que estava às vésperas de transicionar outra vez, abortei tudo e voltei no dia seguinte a ser o hominho que queriam tanto que eu fosse, longe da militância LGBT e feminista, focado no doutorado, dentro de uma relação monogâmica heterossexual.

Foram meses de sofrimento, eu tentando conversar com ela sobre meus conflitos, de vez em quando tomando hormônios e só assumindo muito mais tarde, fugindo ao máximo de sexo com penetração. Eu queria poder viver de acordo com as regras, eu queria poder ser homem do mais normalzinho, mas aquilo ia me destruindo por dentro e levando junto esse sentimento bonito que a gente tinha uma pela outra.

Um semestre depois a gente termina, mas naquele momento eu estava voltando a falar com a menina que namorei durante três anos e meio, ela ciente da minha tentativa frustrada de transição, mas se deixando levar pela minha determinação em me "emendar", ser uma pessoa "direita", então decidimos reatar o namoro. Era a última vez que eu tentaria ser homem. Primeira coisa que ela me pediu? Cortar o cabelo curtinho, e lá fomos nós ao cabeleireiro.

Não me arrependo mesmo, por mais que isso tenha me dado um trabalhão depois para conseguir ter um cabelo de comprimento razoável (ainda mais sendo enroladinho). Ela topou reatar, mas veio com o freio de mão puxado, toda temerosa, e a gente foi se arrastando por mais três meses. E eis que veio novamente o carnaval, os amigos me atiçando para eu voltar a usar a fantasia do ano anterior, eu não conseguindo mais pensar em outra coisa e é nesse momento que ela, engolindo seco, me diz que tudo bem eu vestir a roupa e ainda pergunta se eu quero que ela faça minha maquiagem e pinte as minhas unhas.

Dois dias depois do meu aniversário. Não me lembro de ter sido tão feliz. Era como se ela estivesse me dando carta branca para eu descobrir quem era. E eu fui, dessa vez toda produzida, faixa de "Miss Understood" no peito, peruca espalhafatosa, botinha de salto que comprei aquele dia num brechó, foto nas redes sociais me denominando Amara Moira (esse nome me obcecava, mexia comigo, parecia tão eu) e, o melhor, de mãos dadas com ela.

Algo em mim devia indicar que as fronteiras da brincadeira foram ultrapassadas, pois mal cheguei ao carnaval de rua e quatro caras já desceram de um carro, dedo na minha cara, gritando ameaçadoramente "viado". Só não apanhei porque meus amigos entraram na frente, eu um tanto quanto embriagada para perceber-me em perigo. Dancei, rebolei, flertei de brincadeira com todos os caras que vieram flertar de brincadeira comigo e quanto mais eu ia me "perdendo-encontrando" na personagem, mais a minha namorada se distanciava de mim.

Quando voltamos para casa, eu, toda soltinha, livre, quis beijá-la, mas ela não aguentava mais me ver daquele jeito, e lá fui eu, frustrada, tentar me despir da fantasia. Em vão. Precisei me vestir de novo no dia seguinte, e no outro, e no outro; então, ela voltou para a cidade dela, e eu segui "brincando" de me montar, festa de família, ato do Dia Internacional da Mulher, todo mundo brincando comigo, achando que era apenas resquício do carnaval.

Quatro semanas depois, me matriculei num curso de manicure. Não sei direito a razão, talvez a percepção clara de que eu tinha me encontrado nessa Amara Moira e que agora eu precisava urgente buscar maneiras de subsistir, de enfrentar o mundo que eu teria pela frente. Quando por telefone contei para a minha namorada, ela imediatamente terminou comigo. Disse que não era lésbica e que parecia que eu só era homem perto dela, longe uma travesti.

O grande amor da minha vida antes da transição, quem me fazia acreditar que valia a pena insistir, tentar me encaixar. Hoje é uma das pessoas que mais me apoiam e dão forças, mas ali era o fim, não havia como. No dia seguinte, 29 de março, corri à farmácia e comprei um hormônio injetável mensal, Perlutan, e pedi ajuda para aplicar à minha outra ex, a mulher trans com quem eu tinha morado junto, a dos poemas.

Ela não sabia o que pensar. Sabia que havia namorado um homem, o homem que eu fui, mas estava perplexa diante do que eu estava fazendo. Achou que podia ser só uma fase, eu e minhas manias, aí topou aplicar o hormônio em mim dizendo: "Tá bom, vou te deixar brincar no parquinho... mas, quando você cansar, estarei aqui do lado esperando, ok?". Era preciso que fosse hormônio suficiente para um mês, para que eu não pudesse me arrepender e voltar atrás, fosse por medo, fosse por amor ou ainda por alguma outra justificativa besta.

Dessa vez, eu sairia do armário na marra: Amara Moira e seu-meu destino amargo.

SE NÃO FOR PEDIR DEMAIS
Ninguém sabia que eu estava novamente tentando a transição, nem a psicóloga que me acompanhou esse período todo. Essa ex foi a única a saber, quando aplicou a injeção em mim. Ansiedade gritando, tirei fotos todos os dias do rosto para ver se notava diferença. Nada. No terceiro dia, uma fraqueza extrema me invadiu o corpo, altas horas da madrugada, eu sem conseguir me levantar do sofá, todo mundo dormindo, ninguém on-line na internet, a não ser uma amiga travesti que me acalmou até aquele mal-estar passar. E eis todo o efeito colateral que enfrentei.

Nos dias seguintes, passei gilete no corpo todo, brincava de me olhar no espelho com o pênis escondido entre as pernas, forçando dobrinhas nos seios, já quase parecendo senti-los sensíveis, doídos, querendo crescer. O curso de manicure ainda demoraria um mês para começar, então eu já treinava com o esmalte da minha mãe e uns tutoriais *on-line*, fazendo e desfazendo as unhas toda vez que eu ficava sozinha, o cheirão de acetona no ar empesteando a casa, e eu com cara de "não fui eu".

Dia 30 de abril de 2014, vou a uma loja famosa de roupas femininas, faço meu cartão "amiga" e saio de lá com um guarda-roupa novo parcelado em dez vezes. No outro dia, quinta-feira, primeiro de maio, eu iria à capital paulista receber, junto aos demais moderadores, um prêmio da Associação da Parada LGBT pela página *Palmeiras Livre*. Minha irmã estaria na casa dos meus pais em Campinas durante o feriado prolongado, então eu ficaria sozinha esse tempo todo em seu apartamento em São Paulo.

Só levei roupas femininas na mala, aquelas que comprei no dia anterior, coloridérrimas, cheias de frufrus, babados, bolsos falsos, zíperes laterais, todas perfeitamente incombináveis entre si, coisa que só vim a descobrir quando tentei usá-las. Algumas precisavam de manual de instruções. Eu me divertia com aquela variedade, a possibilidade de me reinventar do zero, dessa vez livrinha da silva, sem amarras.

Fiz o melhor que pude em termos de combinação, botinha de salto, calça jeans vermelha, peruca "pavorível" e camisa do Palmeiras para receber o prêmio, reunindo então tudo o que havia em mim de coragem e tocando em direção ao metrô. Quando cheguei às catracas, uma senhora me para e diz haver algo de errado com a minha roupa, eu "verdremendo" igual a vara, um pimentão de vergonha. Mas, no fim, era só o selo para fora, ela se divertindo com a cena, eu aos pouquinhos ganhando confiança.

Meus amigos se divertiam. Acharam que era brincadeira, parecia brincadeira mesmo, então nome que é bom seguia o de sempre, eu ainda buscando brechas para dizer que agora era Amara Moira, tentando descobrir se haveria forças para romper com a história do que eu vinha sendo.

Lá pelas oito da noite, hora de voltar, sentei ao lado de uma *drag queen* no metrô, puxei papo, perguntei se ela tinha planos para o fim de semana e, na hora de trocarmos telefone, pedi a ela que, se tudo bem, se não fosse nenhum abuso, agradecendo já de antemão, eu gostaria muito que ela me chamasse de Amara. "Amara? Ok". Primeiro de maio, primeira vez que alguém me chamava de Amara, eu ainda custando a acreditar ser possível.

Dia 2 combinamos uma balada, concurso de *drags*, mas ela viria em casa antes e me ajudaria a ficar mais apresentável. Era para ela ter chegado às nove, mas veio é mais de meia-noite, eu já desistindo da festa, achando melhor só uma cervejinha e quem sabe a gente brincar de maquiagem. Ela começou, então, a superprodução.

Pó para cá, lápis para lá, só sei que duas da manhã ela acabou, buscou a peruca que me trouxe de presente, lindíssima, e, quando eu olho no espelho, quase caio para trás. Primeira vez que vi Amara no espelho, mulher, tudo o que faltava para eu me jogar de cabeça. O mundo precisava me ver assim, ainda mais uma amiga *drag* que estaria na festa, Jaqueline, o nome das duas. Saímos loucas atrás do ônibus da madrugada que deixava lá perto, chegamos era mais de quatro, a balada quase fechando.

Mal entrei e já avistei minha amiga, ela tirando foto uma por uma com todas as *drags*, me convidando para foto também. Mas, assim que tiramos a foto, ela se meteu na multidão e voltou a me mandar mensagem perguntando: "Cadê você?". "Acabamos de tirar foto juntas, como assim?!", respondi. E lá vem ela de volta, os olhos gritando mais que a boca: "Meu Deus, como você tá amapoa, como você tá mulher", eu chorando feito tonta, nem acreditando que ela não tinha me reconhecido.

Postei foto na internet lá mesmo, cinco da manhã, curtidas e mais curtidas, comentários confusos, uns me dizendo "linda", "arrasou", outros querendo entender melhor o que aquilo significava. O que aquilo significava? Oras, perguntavam como se eu soubesse a resposta... Eu queria era primeiro viver, depois me preocuparia com isso.

Dia 3 foi a vez da tradicional Caminhada das Mulheres Lésbicas e Bissexuais, eu sem peruca e maquiagem, ainda sem conseguir me dizer Amara, mas participando do ato escoltada por amigas queridas e encontrando militantes trans lá que pareciam adivinhar no ar que eu estava em começos de transição. Tudo seguindo seu curso, sem pressa ou precipitação.

Parada LGBT de São Paulo domingo, dia quatro, e lá vem outra superprodução em mim, eu mal acreditando no que aquela *drag*, minha amicíssima depois, era capaz. Fiz junto um cartaz:

> acredite ou não
> sou eu sim
> sim eu sou
> ou não acredite

Mensagem mais clara, impossível, e já cheguei chegando no Arouche, causando alvoroço com esse cartaz socrático. De cara, a surpresa: um grupinho de mulheres lésbicas se aproxima de mim, uma delas pergunta se sou trans e já sai me lascando um beijo desses de perder a língua. Fiquei até zonza, eufórica, o primeiro de Amara e justo numa mulher.

Gentes e mais gentes querendo foto comigo e o cartaz, sem saber direito como interpretá-lo, alguns até pensando ser pegadinha e tentando descobrir se eu na verdade era algum famoso disfarçado. Quando voltei para casa, lá estava minha irmã sem chave, me aguardando para poder entrar no apartamento. Me olhou de cima a baixo, torceu a cara, mas guardou para si o comentário que queria fazer. Nisso lhe perguntei o que achou. "Se queria parecer mulher, parabéns, conseguiu". E foi só.

Escovei os dentes com todo o cuidado e dormi com o rosto imóvel para cima, sem tirar aquela maquiagem. De manhã meus pais me buscariam na rodoviária, em Campinas, e eu queria que me vissem desse jeito, queria que vissem em pessoa a pessoa que eu me tornara, Amara. E eis como entro no carro, dia 5 de maio de 2014, eu toda periguete, peruca e penduricalhos, maquiagem pesada, estabanada me equilibrando no salto, e a primeira pergunta da minha mãe foi: "Esse é o presente de aniversário que você vai dar pra sua avó?".

Noventa e dois anos justo naquele dia, e ela no carro com meus pais. Não deixei barato: "E ela queria algo melhor do que ganhar uma neta?". Silêncio constrangedor, minha avó segura a minha mão e diz que vai rezar para eu voltar a ser o netinho de antes, e, assim que meus pais a deixam em sua casa, minha mãe começa a chorar convulsivamente. Mas eu estava feliz demais para me deixar abalar e determinada a não retroceder sob hipótese alguma, quanto mais por chantagem emocional.

Mal chegamos em casa, e já preciso correr para o ponto de ônibus senão perderia o curso de manicure. Uma aula por semana, aquela era a segunda, e agora eu chegava toda toda, diferentemente da outra vez. Foi um choque. Aquelas mulheres já não sabiam o que pensar de um rapaz frequentando as aulas, imagina quando me veem mulher. "Como é que eu te chamo?", pergunta a coordenadora, uma aluna respondendo por mim: "É menino, ele tá brincando", eu só sabendo dizer tanto faz, pode ser Omar, mas quem quiser Amara, pode ser também.

A professora, evangélica, achando que aquilo não era roupa de moça direita, tratou de me presentear com umas blusinhas na semana seguinte e toda aula, no final, sempre dava um jeito de deixar as minhas unhas lindíssimas ou testar algum novo truque de maquiagem em mim. Amigas e mais amigas brincaram de Barbie comigo, muitas aproveitando o ensejo para fazer as pazes com a feminilidade que lhes foi imposta, um mundaréu de presentes, bolsas, pulseiras, colares, blusas, coisas e mais coisas que eu não fazia a menor ideia de como usar e que estavam se acumulando no meu novo armário.

Mas em casa, ah, em casa. Minha mãe chorava incessantemente, chorava até se esquecer de si e dormir, de vez em quando enxugando as lágrimas e ensaiando um diálogo, eu sentindo a sua dor, me condoendo por dentro, mas junto me forçando a acreditar que eu não tinha culpa alguma nisso. Só estava tentando ser feliz, e isso não era crime, isso não era motivo de fazer mãe chorar, ainda que todas fizessem a mesma coisa no lugar dela (e, no meu caso, tive até sorte de não ter sido expulsa, tudo, no final das contas, se resumindo a choro).

Melhora mesmo se viu só alguns dias depois, quando ela passou a alternar entre o choro e me ensinar a fazer cutícula, aí voltando a chorar e depois me ajudando a pentear peruca, nessa montanha-russa incessante de emoções. E nisso meu pai repetiu a pergunta que minha mãe me fez: "Filho, você é travesti?". Dessa vez não ri, como dez anos atrás. Eu não sabia responder à pergunta, não sabia o que eu podia ser, o que o mundo me permitiria.

Ele concluiu que então não e via-se alívio em seu semblante, mas, dias depois, percebendo que a coisa só se agravava, acabou me confidenciando que estava difícil, "mas não o suficiente pra nunca mais querer te ver". Dessas frases que você não sabe se agradece ou dá um soco na cara. O mesmo pai que seis meses depois chamou a família e publicamente reconheceu sua admiração por mim, pela forma como me assumi e dizendo ainda que a partir daquele dia ia me chamar de Amara (difícil escrever essa história sem chorar).

Na faculdade, uma ou outra pessoa até vinha perguntar se ainda era para me chamar pelo nome antigo, mas confiança vinha a conta-gotas, eu com a peruca de sempre, pavorosa, sem maquiagem alguma porque não sabia fazer, aquela belezura de roupas, tentando afinar voz, fazer gestos delicados, gingar um pouco mais no que eu caminhava, mas toda descoordenada, nossa, um caso perdido. Então dizia que não, quando fosse para mudar o nome a pessoa ia saber.

E SE EU FOSSE AMARA?

Quem responderia outra coisa? O medo me corroía por dentro, eu dando respostas vagas para testar a sorte, tateando caminhos, sondando com quem eu poderia contar. Àquela altura já eram quatro pessoas trans na Unicamp, cinco se eu fosse também, e via-se entre os alunos uma vontade de criar um ambiente seguro para nós. Justo o que eu precisava.

Um dia, um amigo gay me perguntou o que significavam aquelas roupas, a peruca, os modos, e eu passei horas tentando explicar a bagunça em minha cabeça, as inseguranças, meu novo nome, e quase caí no choro quando ele se despediu me dizendo: "Tchau, gato". Seria assim? Horas e horas negociando com cada indivíduo a minha identidade, para no fim ainda ter de descobrir se o convenci ou não?

Não foi assim. No dia seguinte, ele fez um sinal à distância, eu me aproximei e qual não foi a surpresa ao vê-lo me apresentando à roda de amigos, amigos dele mas também meus, como sua nova amiga, "Amara", e todo mundo dizendo "Oi, Amara, prazer". Coração na boca, eu não sabendo o que responder, fora "oi". E a notícia foi se espalhando, gentes e mais gentes fazendo questão de dizer meu novo nome em voz alta sempre que possível, para divulgá-lo, e ainda corrigindo quem me tratasse no masculino ou pelo outro nome.

Meus amigos próximos relutaram, não entendiam. Diziam estar acostumados demais aos anos me chamando de Omar, como diabos mudar isso? Pois deixei que escolhessem, mas, quando viram toda a universidade me chamar de Amara, acabaram se convencendo de que era melhor eles aprenderem também. E rápido.

Um deles me contou uma história engraçada de superação: "Já consigo te chamar de Amara cem por cento do tempo e no feminino, o problema é que estou errando o gênero da minha namorada". Mudar a forma como ele me tratava implicava alterar tudo o que ele entendia por masculino e feminino, o que às vezes ocasionava reações como essa. Eu me divertia, eles também. Eu estava feliz, era o que importava.

Reunião de orientação, primeira vez que me encontraria com o tal do orientador e lá vou eu me emperiquitar toda, indo de bicicleta sem as mãos (eu era craque nisso) para segurar a peruca. Na primeira lombada, já me estabaquei no chão, e o vigilante veio correndo: "Moça, moça, você tá bem?". Mas foi só se aproximar e desatou a rir, gritando: "É homem". Guidão entortado, a peruca longe, eu toda ralada sangrando, sem conseguir mexer direito alguns dedos, voltei me arrastando para casa, chorando mais por aquele riso do que de dor, e fui com a minha mãe ao hospital engessar a mão. Chegando em casa, arranquei peruca e maquiagem, pus só uma roupinha básica e resolvi ir assim, bem Amara singela, e de ônibus dessa vez. Três horas de atraso, reunião acabada, todo o grupo de orientação no bar, e a primeira coisa que ele me pergunta é:

— Como é que você quer que eu te trate?

— Estão me chamando de Amara, no feminino.

— Isso não responde à minha pergunta, como é que VOCÊ quer que EU te trate?

Até o cuidado em não marcar gênero na frase ele tomou, e eu respondi simplesmente "Amara, no feminino", ele aquiescendo, não sem antes acrescer que ia ser difícil, mas que daria um jeito. Na bolha era assim, mas bastava sair da Unicamp, e eu lembrava que o mundo era outro.

Minha psicóloga, lembram-se dela? Aquela que me apoiou horrores? Pois bem, ela acompanhava encantada essas novas histórias, a minha transformação a olhos vistos, roupas, feições, gestos, linguagem, mas nada de conseguir me chamar de Amara. Eu contava de amigos que superaram preconceitos antigos e começaram a me tratar no feminino, pelo novo nome, e ela respondia: "Que lindo, Omar". Eu queria a morte. Um dia lhe perguntei por mensagem de celular a razão, e ela não soube me responder, pediu paciência.

Pedi que, na próxima sessão, ela ao menos evitasse dizer esse nome e me tratasse no masculino, mas eram diálogos tão forçados, artificiais, ela contorcionando as palavras para não marcar gênero, que eu acabei dizendo não dar mais conta. "Mas, se você tem tanta segurança do que é, por que eu te chamar no masculino te abala tanto?", ela me pergunta ao final. Nem me dei ao trabalho de responder.

Quando saí dali, enviei mensagem dizendo que só voltaria para uma nova consulta se ela garantisse que me chamaria de Amara. Ela me deixou um recado de voz pedindo novamente paciência e mais uma vez me chamando de Omar. Agradeci o que ela havia feito até ali por mim, mas disse que não havia mais como dar continuidade ao acompanhamento com ela. Deletei seu número, nunca mais nos falamos a partir dali.

Aos poucos fui descobrindo que nem tudo eram flores. Não havia lugar onde não olhassem para mim, pescoços todos sempre se voltando para acompanhar os meus movimentos, não importa onde estivesse, risos, piadas, xingamentos, eu precisando aprender a não ver que me viam, a não escutar o que diziam, como forma de proteção. Mas quem anda comigo não sabe existir assim e sofre por mim, sente medo e, sem querer, acaba me fazendo lembrar desse mundo torpe que eu me esforçava tanto para não perceber.

Assédio passa a ser experiência cotidiana, mãos me apalpando no metrô em São Paulo, bocas surgindo em meu ouvido com propostas obscenas, invasivas. Um beijo roubado à força numa festa e, de repente, o infeliz se dá conta de que eu sou travesti, me empurra longe, e eu fico o resto da noite com medo de ele aparecer com amigos e querer me espancar (a culpa sempre da travesti, ela que enganou o rapaz).

Homens me mostrando o pênis no banheiro masculino, e eu não me sentindo em condições de enfrentar o outro, me achando ainda masculina demais. Seguranças homens querendo me revistar em baladas, mesmo as baladas LGBT, e eu comprando briga, porque nananinanão, nem ouse tocar em mim!

Geral da polícia, coisa que nunca levei durante os meus 29 anos de homem cis, branco, barbado, classe média, cara de heterossexual, bastou um mês de travesti para me acontecer pela primeira vez. E com requintes de crueldade, eles esfregando o RG na minha cara, me obrigando a dizer em voz alta o nome que estava ali, para todo mundo ouvir, me chamando de "senhor" como forma de humilhação, aí ameaçando voz de prisão se eu não deixasse um deles, homem, me revistar. Deixei chorando e ele veio, apalpou minha bunda e peito na frente de todo mundo, ainda dizendo depois "nem foi tão ruim, foi?". Todos rindo, eu em frangalhos, acolhida por minha melhor amiga.

Foi essa a época em que meus textos começaram a circular mais e mais, narrativas das minhas vivências travestis, militantes, eu pouco a pouco encontrando motivos para escrever, propósitos na literatura para além da experimentação verbal. Escrever agora, ora bolas, não era só escrever, mas sobreviver, a gente cavando um futuro para chamar de nosso, insistindo em pensar palavras para as nossas próprias versões, nos assenhorando do direito à palavra.

Não consegui esperar virar professora concursada, sem possibilidades de demissão, para me fazer travesti. A urgência veio antes, mal me vi protegida pela bolsa de estudos e perdida pela necessidade de me encontrar. O que escrevi aqui não é tudo, nunca é tudo, mas creio que o suficiente para que sintam o gostinho das verdades que trazemos no corpo, na forma nova de existir, não mais pautada pelo genital. Não foi aquela coisa bonita começo-meio-e-fim do vestibular, nem puro entretenimento, espero, ou sensacionalismo grosseiro.

Minha história. Não a que deveria existir, ditada pelas leis e pelos manuais de psiquiatria, mas a que de fato existe, minha tão minha que de mais ninguém.

E se eu fosse Amara? Bom, agora eu era.

A VIAGEM

SOLIDÁRIA

JOÃO W. NERY

VIAGEM NÃO MAIS SOLITÁRIA

Nunca imaginei que, ao lançar meu segundo livro, *Viagem Solitária: Memórias de um transexual 30 anos depois*, em 2011, minha vida mudaria radicalmente, não deixando de ser um *freak*, uma aberração, mas permitindo uma repentina visibilidade de um segmento social quase desconhecido até então, os transhomens, que são as pessoas do gênero masculino, que ao nascer foram designados como femininos em função de seus de órgãos genitais.

O compartilhamento da minha história possibilitou a muitas pessoas se identificarem comigo ou identificarem seus amigos e parentes, entre outros. A procura por ajuda em todos os níveis foi tão grande, que me vi obrigado a me familiarizar com as redes sociais para atender às diversas solicitações provenientes de pais de pessoas trans, que me pediam orientação; de filhos que não sabiam como se assumir perante a sociedade ou para os parentes; de transhomens que até então se autodeclaravam lésbicas masculinas, por desconhecerem outras categorias, alguns dos quais já tinham tentado suicídio e viviam à base de antidepressivos; de indicação de profissionais especializados. E até mesmo heterossexuais homofóbicos e transfóbicos vieram me agradecer por terem se libertado do preconceito com a leitura do livro, o que me fez sentir que havia me tornado uma espécie de orientador ou psicólogo virtual. A partir dos meus contatos pelo Facebook com pessoas trans do Brasil inteiro, estou fazendo uma espécie de censo de transmasculinidades e registrei, até abril de 2017, cerca de 3.500 em 26 estados.

Como expliquei logo no começo do meu livro *Viagem Solitária*, as transidentidades abrangem uma série de opções em que uma pessoa sente o desejo de adotar, temporária ou permanentemente, o comportamento e os atributos sociais de gênero (masculino ou feminino), em contradição com o sexo genital. Em alguns casos, este será o travestismo ocasional. Em outros, as pessoas podem viver alternadamente com duas identidades sociais, masculina e feminina, ou assumir uma posição intermediária, o gênero não marcado (ou não binário). Podem ainda viver plenamente no tipo de sexo oposto. Finalmente, algumas pessoas anseiam por uma modificação do corpo até a cirurgia de redesignação sexual: aqui estamos falando especificamente de transexualidade, embora nem todas as pessoas transgêneros optem por esse procedimento.

Ter uma identidade de gênero trans não se limita à realização de uma ou outra intervenção somática. Portanto, é compreensível que algumas pessoas não comecem o processo de modificações corporais por não terem acesso, por não poderem ou, simplesmente, por não o desejarem, embora vivenciem individual e socialmente o gênero com o qual se identificam, mesmo ao custo altíssimo de sofrer transfobia.

Ainda hoje somos considerados "disfóricos de gênero", ou doentes mentais, pelo Código Internacional de Doenças (CID 10)[1], assim como os homossexuais o foram até a década de 1970 nos EUA.

Rompi alguns tabus dentro da própria comunidade trans, quando não reneguei minha identidade social do passado, mesmo depois das

---

1   O relato de João para a obra Vidas Trans foi escrito em 2017, quando o chamado "transtorno de identidade de gênero" ainda era considerado um transtorno mental. Somente em maio de 2019 a transexualidade foi removida da classificação oficial de doenças da Organização Mundial da Saúde (OMS).

cirurgias: "Joana também sou eu e graças a ela me tornei o João que sempre tive dentro de mim". Declaro-me *transhomem*, enfatizando o aspecto trans como motivo de orgulho. Afirmo não querer ser um homem cisgênero, aquele cujo gênero está de acordo com o corpo com que nasceu, tal como definido por uma sociedade que considero biocontroladora, machista e misógina. Sou um transfeminista e defendo a pluralidade de gêneros, que chegam a 31 reconhecidos oficialmente, no estado norte-americano de Nova Iorque.

Sou um libertário, sem filiação partidária, e considero o machismo a grande patologia social. Minha luta é pelos direitos humanos abrangendo todas as minorias discriminadas, sejam elas de gênero, classe, raça, etnia ou de idade. Não se restringe à causa LGBT.

AZIMUT

Na fila de autógrafos na Livraria Argumento, no bairro carioca do Leblon, aproximou-se uma figura andrógina, vestida com trajes masculinos, voz fina, óculos e cabelos femininos. Azimut, como se chamava, foi o único que pediu meu telefone. Morava em Niterói e precisava da minha ajuda, estava muito deprimido e não sabia mais o que fazer. Ligou-me e marcamos um encontro.

No dia acertado, pontualmente, ele tocou a campainha da minha casa. Sentamos na varanda. Acendeu um cigarro com a mão trêmula e começou a contar sua história.

— Sou antropólogo, fui professor universitário... Mas sofri uma transfobia tão grande, tão grande, que não aguentei, João. A cada dia aumentava a pressão velada, na crítica ao meu trabalho, me cortando nas pesquisas do grupo, na fofoca com os alunos...

Sua voz ficou embargada, gaguejando. No entanto, ele conseguiu terminar a frase:

— Eu sabia que o problema era eu... e o objetivo... me destruir... e con-se-gui-ram... — concluiu com a voz entrecortada.

Tirou os óculos, enxugando as lentes na ponta da camisa. Tentava segurar um choro sufocado por anos. Quanto mais insistia, mais o suor brotava de sua testa, até que a barreira estourou e o choro represado veio à tona. Trouxe-lhe um copo d'água. Bebeu uns goles, desculpando-se e dizendo que não tinha com quem desabafar.

Contou-me que já havia procurado o processo transexualizador do SUS, mas não quis se hormonizar para poder continuar dando aulas. Chegaram a marcar a cirurgia para tirar as pequenas mamas que tinha. O cirurgião olhou seu tórax e disse ser muito simples a correção da ginecomastia — quando um homem tem mamas desenvolvidas. Seria feita só pelas auréolas. Quando pediu a ficha dele e descobriu que tinha um nome feminino e era transexual, tudo mudou. Alegou nunca ter feito aquele tipo de operação em trans e se recusou a fazer o procedimento. Azimut saiu do hospital com vontade de se matar. Não teve coragem, mas se matou por dentro numa depressão profunda que o deixou prostrado numa cama durante dois anos. Aquele médico nunca soube o que seu gesto ocasionara.

Azimut já beirava os 45 anos de idade. Na despedida, levei-o até o portão e vi seu carro velho. Explicou-me que foram os bichos que o salvaram. Graças a eles, agora trabalhava como lavador de *pets*. Indiquei-lhe um psicólogo gratuito de um centro de referência LGBT de Niterói, no Rio de Janeiro. E assim começou nossa amizade, que teria ainda muitos encontros até levantar sua autoestima.

Passaram-se alguns meses quando veio me procurar novamente. Mais animado e de cabelo mais curto. Achava que sua mãe estava lendo o *Viagem Solitária*, que deixara na sua mesa de cabeceira. A psicoterapia começava a fazer efeito. Esboçava um sorriso e estava decidido a procurar outra vez o processo transexualizador do SUS, agora com coragem para se hormonizar. Neste segundo encontro, contou-me da rejeição familiar. Era o caçula de cinco filhos. Morava com a mãe idosa e doente. Todos o tratavam no feminino. Novamente a gagueira surgiu e ele se emocionou. Tomamos uma cerveja e o convidei para almoçar.

Começou a ir a algumas palestras que eu dava no Rio e sentiu a necessidade de militar pela causa. Emprestei-lhe alguns livros para ler. Começou a fazer musculação numa academia.

Dois anos depois, me ligou eufórico, já com uma voz mais grave. Sua mastectomia estava marcada para as três da tarde horas da terça-feira seguinte. Só soube dos detalhes depois que se recuperou, ao me contar pessoalmente:

— O cirurgião chegou pra mim e disse que o anestesista tinha saído mais cedo e ido embora. Portanto, a operação estava cancelada. Aí não aguentei. Daqui eu não saio enquanto vocês não me operarem! Criei o maior tumulto na enfermaria. Foi quando tive a ideia de perguntar ao médico. Você faz com anestesia local? Ele me falou que mesmo sendo só pela auréola tinha que ser geral, porque senão iria sentir muita dor. Respondi na bucha: Eu aguento! E assim foi. Fiz a cirurgia com a anestesia local, quase morri de dor, mas só saí de lá operado! — exclamou Azimut, num tom triunfante.

Vez por outra ainda aparece ou me liga. Agora alegre, de cavanhaque, um pouco calvo. Não gagueja mais e está sempre disposto a me ajudar. Já o indiquei para me substituir em algumas mesas de debate a que não poderia ir. Arranjou um emprego com uma amiga nossa, onde é tratado no gênero masculino, como sempre se sentiu.

Voltou a estudar e está pleiteando doutorado em Bioética. Ainda atende alguns *pets* em fins de semana.

MARIA-HOMEM

Aos seis anos de idade, começaram a me chamar de Maria-homem na pracinha em que brincava perto de casa. Quando me xingaram de "paraíba" pela primeira vez na escola, eu já tinha 16 anos e não entendi. Alguém me explicou: é o mesmo que mulher-macho. A maldade do *bullying* ou da transfobia, que ainda não tinham esses nomes, expressava, na verdade, um discurso de ódio pela ambiguidade da minha figura, que não atendia às normas binárias de gênero.

Minha primeira autobiografia foi *Erro de Pessoa, Joana ou João?*, escrita aos 27 anos, enquanto me recuperava das cirurgias, mas só publicada sete anos depois, em 1984, pela Record. A minha primeira entrevista foi ao Programa de Domingo, na recém-criada TV Manchete (https://vimeo.com/184585657). Empunhando o microfone, estava a repórter Solange Bastos, que vem a ser a Van dos meus livros, minha irmã companheira de brincadeiras e cúmplice desde a infância.

Ao meu lado, estava a transmulher Joana, bioquímica do então Inamps, obrigada a trabalhar com seu nome legal masculino, apesar da aparência feminina e de ser mãe adotiva de dois filhos. A entrevista foi toda gravada na contraluz por causa dos meus documentos falsos, com identidade masculina, que só agora uma ação na Justiça está reconhecendo como legítimos. Apenas Joana pôde mostrar o rosto. Atrás das câmeras, o psiquiatra Raldo Bonifácio e a assistente social Martha Rique Reis também não puderam se identificar, para não ameaçar o trabalho que faziam de apoio aos trans em processo de transição, o que ainda era crime. Pouco se falava em transexualismo, mas em cirurgia de redesignação, para corrigir o desencontro com sofrimento, da mente com o corpo (disforia) entre o sexo físico e o psicológico.

Apesar da abertura democrática que se iniciava timidamente, com o fim dos governos militares, ainda que por via indireta, foram tempos duros em que a clandestinidade de gênero era perseguida com a mesma dureza que os movimentos sociais lutando contra a ditadura. Também existiam esquerdistas militantes homofóbicos.

Meu amigo Herbert Daniel, sociólogo, escritor e jornalista, era o único guerrilheiro assumidamente gay e foi perseguido dentro da própria organização em que militava. Não podiam aceitar seu perfil delicado, gordo e efeminado para quem se dizia um integrante da luta armada. Infelizmente morreu em decorrência de complicações do HIV em 1992, aos 45 anos.

Na minha família, sofremos diretamente as consequências desses tempos sombrios. Meu pai, aviador, militar reformado e ex-dirigente sindical, cassado pelo golpe de 1964, precisou se exilar no Uruguai durante três anos. Nunca pôde voltar a voar, proibido por uma absurda Portaria Sigilosa. Minha irmã mais nova, Solange, também foi presa e exilada política, só voltando ao Brasil às vésperas da anistia, no começo de 1979. Eu próprio, ainda na Faculdade de Psicologia da UFRJ, fui enquadrado no Decreto 477 (que levou o AI-5 para dentro das universidades), o qual me impediria de estudar por três anos, por minha atuação como representante de turma. Fui salvo dessa punição arbitrária pela corajosa defesa do advogado Modesto da Silveira.

Talvez a solidariedade alimentada entre nós, diante de inimigos externos tão duros, tenha contribuído para minha família sempre me apoiar, mesmo quando não me entendia ou, ainda, na infância e adolescência, querendo que eu "virasse mocinha".

ZÉ E ZECA

A casa da minha infância era a grande mãe que me protegia. Em cada canto eu criava uma história infantil. Ainda assim fui uma criança só e triste, não conseguia entender por que me tratavam como menina. Meu corpo mentia contra mim. Até que eu inventei a grande solução: nasciam Zé e Zeca. Solange embarcava nas minhas estrepolias, verdade que quebrando um osso aqui, outro ali, pois eu não era fácil, com uma energia inesgotável. Ela nem estranhou quando inventei nossos personagens de dois viúvos, com um monte de filhos, que precisavam trabalhar para sobreviver. Ela era o Zé, e eu, o Zeca. Tratava-me no masculino e eu vivia essa fantasia o dia todo, feliz da vida. Até no diário dela, que eu lia escondido, corrigia o gênero quando falava sobre mim.

As bonecas eram nossos filhos, vestidas com as roupas trocadas, porque "vida de pobre é assim mesmo". Mamãe pedia pra varrer o quintal? Era mais um trabalho para Zé e Zeca. A nossa casa era um barraco feito com uma rede emborcada sobre a escada aberta, com as paredes de jornal pendurados com pregadores de roupa. Se chovia, melhor ainda, abríamos todos os guarda-chuvas da casa e achávamos o máximo fazer comidinha, mal podendo nos mexer lá dentro.

De certa forma, Zé e Zeca sobrevivem até hoje, mantemos o mesmo pacto de crianças. Quando concluí as cirurgias que modificaram meu corpo – com a construção de uma nova uretra, a retirada dos órgãos reprodutores internos e mamas – escrevi para ela. Estava exilada na França, no final da gravidez do segundo filho. Respondeu-me: – Gostaria que você fosse feliz sem precisar dessas cirurgias. Mas se é o que você quer, conte com o meu apoio.

TUDO FORA DO LUGAR
Sofri um duplo golpe em 1964. O primeiro foi o militar, que afastou meu pai de mim e me obrigou a trabalhar aos 14 anos; o segundo atingiu todo o meu físico, com a vinda da "monstruação" e dos terríveis hormônios, aumentando ainda mais a distância, entre o meu corpo feminino e o meu gênero masculino.

Foi, certamente, a fase mais difícil da minha vida, da qual só conseguiria me livrar em definitivo aos 27 anos. Aos 16 e aos 18 anos fiz dois procedimentos de redução mamária com o meu cunhado, que acabara de se formar em cirurgia plástica. Na primeira, sem clima pra falar o que queria realmente, ele apenas diminuiu um pouco o tamanho. Na segunda, tomei coragem e pedi que tirasse tudo. Alegou não poder fazer isso por questões éticas, como também pelas implicações sociofamiliares. Diante da lei, essa cirurgia era considerada lesão corporal grave. Nas duas ocasiões, fiquei em enfermaria feminina, sofrendo constrangimentos e tendo que suportar comentários e risinhos disfarçados. Um horror.

Adotei o uso de uma faixa larga de gaze presa por esparadrapo, que disfarçava as mamas. Era incômodo, quente, asfixiante e acabava afrouxando pela respiração e indo parar na barriga. Não ia mais à praia, nem à piscina. Botar um maiô, nem pensar. Com a vinda da moda unissex, fui aos poucos deixando de usar roupas femininas, o que me fortalecia levantando a autoestima. Como mulher, era meio desengonçada, estranha. Como homem, parecia um efebo, um "gatinho" imberbe.

Como contei em meu livro, não conhecia ninguém igual a mim. Não era hétero, não era homo, era trans. Mas eu também não sabia o que era ser trans. Eu só sabia que era diferente. Precisava me reinventar mais uma vez. Não havia internet, celulares ou academias.

Anos antes tinha resolvido me dedicar ao esporte, para melhorar meu físico. Cheguei a obter um troféu do campeonato brasileiro de

Saltos Ornamentais na categoria infantojuvenil, pelo Fluminense, aos 13 anos. Mas sempre na categoria feminina. O que fazer?

UM GORDINI PRA CHAMAR DE SEU

Papai sempre dizia: "Carro velho quem compra é rico".

Aos 21 anos, a opinião do coroa parecia piada.

Estávamos no ano de 1971, e na época eu ainda morava com meus pais e cursava a faculdade.

Meu coração disparou quando dei de cara no jornal com o anúncio de um Gordini 1963: a prestação equivalia à minha mesada.

Liguei pra minha namorada. Eu e Vera pegamos um ônibus e nos mandamos para a Tijuca. Ainda havia vários problemas, o primeiro deles era que a loja exigia um fiador. Liguei então para uma tia advogada, muito minha amiga, a mesma a quem encomendei uma prótese peniana de Paris e que, na volta, teve que abrir as malas na alfândega, suportando o olhar entre surpreso e divertido do policial. Ela topou mais essa comigo. O principal era que papai não poderia saber. Pelo menos, não antes de eu fechar o negócio.

Certamente me fariam um monte de perguntas constrangedoras. Parecia um rapazinho imberbe. Entretanto, o pior eram os documentos com nome feminino.

O carro, lindinho, de um azul-marinho brilhante, ainda ficou uma semana na loja para pequenos reparos. Mais tarde vim a descobrir que botaram até banana para amaciar o câmbio.

Findo o prazo, pegamos o possante e saímos direto para Santos, passar o carnaval. Ficaríamos hospedados na casa de um primo da Vera, o Sinésio, uma bichinha pintosa e a maior organista da cidade.

Entramos na via Dutra em direção a Sampa às dez horas da manhã. Meia hora depois, já estávamos parando num posto, porque o radiador não tinha mais um pingo d'água. Apesar do contratempo, sentia-me um homem maduro e feliz, finalmente proprietário de algum bem, embora usado, e com um rádio de duas estações: a "zueira" e a "zumbido", porque o chiado era tanto que não conseguíamos sintonizar a música.

Mais adiante uma fumacinha começou a sair do capô. Radiador seco. Comecei a ficar grilado. Nova parada, agora num mecânico que me explicou que a junta do cabeçote devia estar queimada e este, possivelmente, estaria empenado. Para executar o conserto, tinha que mandá-lo para uma retífica e demoraria dois dias. Resolvi seguir viagem assim mesmo. A grana era curta e ali não tinha hotel.

Foi uma *via crucis* até São Paulo, parando em todos os postos pra pôr água no carro. Já era bem tarde quando fizemos a grande descoberta: à noite ele não fervia.

Entramos nas curvas da antiga estrada de Santos, cantarolando Roberto Carlos. Lá pela vigésima, o carro rodopiou sem qualquer motivo aparente. O susto foi grande, mas felizmente não vinha ninguém atrás. Ainda trêmulos, seguimos em frente.

A cidade de Santos se descortinou para nós em plena madrugada, o que significava não ir bater direto na casa do Sinésio, que eu ainda nem bem conhecia. Embiquei para a ilha Porchat, não me lembro do porquê — acho que era o final da praia. Estacionei numa rua tranquila, exausto pela viagem. Vera dormiu no banco de trás do carro e eu, deitado no meio-fio. Acordei cheio de formigas.

Sinésio era magrinho, baixinho, alourado, de olhos verdes e parecia uma menina acanhada.

Morava sozinho num apê pequeno, mas jeitosinho.

Recebeu-nos de braços abertos e foi logo convidando:

— Vamos cair na gandaia neste carnaval? Hoje à noite tem um baile, que entra de tudo, vou chamar também uma amiga travesti.

— Não temos fantasias! — exclamei.

— Como não? Você vai fantasiado de homem e nós três de mulher!

Caímos na gargalhada enquanto ele botava o café na mesa.

Namorava Vera havia três anos e, embora tivéssemos planos de morar juntos, essa viagem já estava sendo uma espécie de lua de mel.

Nós éramos colegas no Instituto de Educação e, antes que eu pudesse perceber, ela já me perseguia pelos corredores. Com o tempo, eu descobriria que ela era uma pessoa criativa e, sobretudo, com grande leveza para enfrentar a vida. Para ela, minha figura ambígua, meio andrógina, não constituía um problema, muito ao contrário. Na época, nem se falava em transexualidade. Em público, tratava-me no masculino e, diante dos conhecidos, obrigatoriamente tinha que me chamar de Joana. Foi aí que comecei a viver dois gêneros socialmente distintos.

Embora me sentisse um menino desde os quatro anos, só agora com Vera podia assumir meu verdadeiro gênero masculino. A diversidade das pessoas e suas múltiplas condutas sexuais sempre me fascinaram, o que talvez tenha me levado a estudar Psicologia. Mas confesso que fiquei surpreso, quando Sinésio revelou:

— Sabe qual é o meu sonho? Pegar um estivador daqueles bem brutos e machões e, na hora H, ele dar pra mim...

Resolvemos não sair com o carro durante o dia. Aproveitamos para dormir, compensando a última noite e nos preparando para a seguinte.

Antes de seguir para o baile, passamos na casa da Raika. Abriu a porta uma mulher de um metro e oitenta de altura, com salto 15, unhas rosa-shocking e uma peruca verde. Um babado! Sinésio foi com um vestido vermelho de lamê e peruca preta. Todas as duas maquiadíssimas.

A trupe seguia animada para a festa, quando um guarda, do nada, parou o Gordini.

— O senhor não sabe que aqui é contramão?

Diante do "senhor", baixei um pouco o pescoço e engrossei a voz:

— Ô, seu guarda, eu não sou da cidade, hoje é carnaval!

Ele se inclinou e olhou para dentro do carro, se fixando nas duas no banco de trás.

— Seus documentos!

Gelei e pensei: "Agora vai dar merda".

— Meu filho, carteira de identidade da sua irmã pra cima de mim??? Vamos todos pra delegacia!

Mais uma vez, minhas credenciais legais me acusavam de falsidade ideológica. Não podíamos de jeito nenhum ir pra delegacia! Até eu conseguir explicar que gato não era sapato, talvez ficássemos retidos, ainda mais em plena ditadura!

Vera interferiu:

— Puxa, seu moço, por favor, estamos indo prum baile de carnaval, tá todo mundo fantasiado... seja compreensivo...

As bonecas, petrificadas e mudas. Raika então abriu a bolsinha e me cutucou com uma nota que, no escuro, nem dava pra ver de quanto era.

Peguei rapidamente a grana e, enquanto ele titubeava com o apelo de Vera, estiquei o braço e ofereci:

— Por favor, meu amigo, tome uma cerveja pra comemorar...

O guarda ainda ficou reticente, alegando que não bebia em serviço, mas aliviou a intimação:

— Só vou deixar vocês passarem porque é carnaval...

Raika soltou um beijo no ar e eu arranquei o mais rápido que pude, fazendo um balão.

Consegui uma vaga e fomos caminhando, eu e Vera mais à frente. Um casal de velhos passou por nós e comentou como formávamos um lindo par. O que me marcou naquele ato foi ter sido o primeiro elogio à minha figura masculina.

O baile foi animado e as meninas dançaram até em cima das mesas. No final, Sinésio estava no maior amasso com um "bofe" e Raika dançando em cima da mesa com os novos peitos bombados pulando prá fora do decote. Dois seguranças se aproximaram, um deles dizendo que era atentado ao pudor. Apesar de bêbada, Raika me surpreendeu com sua atitude politicamente correta, desafiando a hipocrisia social. Abriu novamente a bolsinha, dessa vez para mostrar a identidade masculina e o desafiou:

— Desde quando um homem não pode mostrar os peitos? Vamos, me prenda!

O leão de chácara, sem saber o que fazer, olhou para o companheiro ao lado e desabafou:

— É melhor deixar quieto.

Finalmente levei o carro num mecânico perto da casa do Sinésio e, com a ajuda dele, paguei o caro e demorado serviço. Aparentemente, o problema da fervura estava resolvido.

Acabado o feriado, inseguros, resolvemos esperar a noite pra voltar pro Rio de Janeiro.

Entrando na via Dutra, novamente o carro se desgovernou sozinho e foi parar a um palmo de um muro, subindo violentamente o meio-fio.

"Agora fodeu tudo! Este carro ainda vai nos matar!", pensei, assustado.

Abracei o volante, deitei a cabeça e comecei a chorar.

Quando percebi que Vera também chorava, resolvi tomar uma atitude. Abri a porta pra conferir o que tinha sobrado. Para surpresa minha, as rodas não estavam tortas e tudo parecia no lugar. Tentei acalmá-la, prometendo ir bem devagar. Chegamos à tarde em sua casa, sãos e salvos.

Ainda permaneci com o Gordini alguns meses, me enchendo de dívidas ao trocar a bomba-d'água, correia do ventilador, radiador, platinado, pneus, barra de direção, caixa de marcha...

Finalmente o abandonei num posto policial na Rio-Petrópolis, quando a fumaça era tanta, que mal enxergava à frente. E só então contei para o velho, pedindo arrego. Supliquei-lhe que o devolvesse à agência de automóveis, pois não queria nem mais vê-lo na minha frente.

E, claro, ouvi:

— Eu avisei, carro velho tem quem pode!

COMUM DE DOIS GÊNEROS

Eu e Vera decidimos morar juntos em 1972. Foi então que assumi de vez minha figura socialmente masculina. Passei a usar cuecas e calças Lee, os jeans da época. Íamos às lojas masculinas e comprava o que sempre desejei. Vera meio que segurava o vendedor para ele não entrar na cabine, enquanto eu experimentava as roupas. Inventamos um apelido neutro para mim. Ela só me tratava no masculino, menos na frente da família ou no meu local de trabalho.

Foi quando comecei a dirigir um táxi, ocupação que exerci por um ano e meio. Era visto como um rapazinho, mas vivia de prontidão. A qualquer momento, a pessoa que estava me observando poderia desconfiar de algo e, no caso de um policial, pedir meus documentos. Um risco permanente de constrangimentos. Fui descoberto somente duas vezes, por duas velhinhas que desconfiaram nem sei bem de quê, acho que pela minha voz.

Já formado em Psicologia, fui convidado por uma amiga a dar aula em uma universidade. Acabei lecionando em três. Comecei a clinicar na minha própria casa. A situação de grana melhorou. Mas continuava o zum-zum-zum quando eu aparecia.

Estava quase enlouquecendo por ter de viver duas vidas sociais distintas ao mesmo tempo. Nunca sabia direito se me tratariam por senhor ou senhora. Era obrigado a engrossar ou afinar a voz. Até eu mesmo me confundia. O cara do estacionamento da universidade nunca entendeu direito aquela figura que chegava com um táxi, tirava a gravata e a camisa caqui e entrava como professora.

Depois de morar seis anos com Vera, passei um tempo solteiro, até me apaixonar por uma ex-aluna, Amanda. Ela era jornalista e artista plástica. Ficamos sete anos juntos e até nos casamos no papel. Uma companheira que nunca duvidou do homem trans que sou. Esteve ao meu lado durante toda a minha transição.

A LONGA CAMINHADA
— Tem uma equipe no Hospital Moncorvo Filho que começou a estudar o transexualismo — avisou-me uma amiga sexóloga, depois de eu ter lhe contado tudo que passava. Enchi-me de esperança. Alguma luz começava a brilhar nesse meu corredor existencial.

Estava com 26 anos. Não queria perder mais tempo vivendo o que não era. No dia seguinte procurei o andrologista, chefe da equipe. Começava ali um longo processo de exames e avaliação psiquiátrica obrigatória. O objetivo era a elaboração de um laudo que atestasse meu transexualismo – uma exigência que até hoje é feita por ser considerada uma doença mental[2]. Era tudo muito difícil.

---

2   Como mencionado anteriormente, a transexualidade deixou de ser considerada uma doença em 2019.

Cientes dessa situação, os profissionais envolvidos tinham receio de sofrer algum tipo de punição, incluindo a perda do diploma de medicina. Foi este um dos motivos pelo qual o psiquiatra não quis me dar o laudo, mesmo depois de seis meses de psicoterapia. Quase dei um murro nele.

Só um ano depois fui apresentado ao Dr. Roberto Farina, conhecido cirurgião em São Paulo, com vários livros publicados, e hoje já falecido. Em 1971, ele tinha operado uma transmulher, mas quatro anos depois a Justiça negou a ela a retificação de nome e gênero nos documentos. Em 1978, o Dr. Farina seria condenado a dois anos de reclusão, sob a alegação de haver infringido o Código Penal Brasileiro. O processo foi movido pelo Conselho Federal de Medicina, que o acusou de lesões corporais graves. Como era réu primário, teve direito a *sursis*. Minha sorte foi tê-lo conhecido antes do processo, em 1976.

Pediu-me um laudo de um psiquiatra que me indicou em São Paulo. Este último, além de um encontro comigo, queria um com mamãe, que nesta época morava em Brasília. Escrevi-lhe uma carta, em tom de favor, pedindo que comparecesse à entrevista. Mamãe foi ao encontro munida de várias fotos minhas usando biquíni, mas não mentiu. Contou ao terapeuta que fui uma criança diferente das demais e tinha me levado aos 9 anos a uma psicóloga, sem nenhum diagnóstico conclusivo.

Já no Rio, depois de uma dramática conversa, quando ela dimensionou o conflito que eu vivia desde pequeno, escreveu uma carta declarando que era favorável à cirurgia. Após 15 dias, o psiquiatra enviou o laudo ao Dr. Farina, que aceitou me operar.

Meus pais, a princípio, ficaram bastante inseguros com a minha decisão. Nunca tinham ouvido falar de caso semelhante. Receavam que pudesse me arrepender ou resultasse num corpo amorfo. Preocupavam-se como seria a minha vida profissional e como ficariam meus documentos.

Com a ajuda de uma transmulher e seu marido, que estavam hospedados em minha casa, bolamos uma história que seria contada no cartório. Eu, com 27 anos, tive que dizer que tinha 18 para justificar os motivos alegados, que era para servir o exército e meu pai nunca tinha me registrado pois morávamos na roça. Me vesti estilo matuto e fui me cagando de medo a um cartório do subúrbio. Paguei uma multa e 15 dias depois já tinha um nome masculino. Como consequência virei um analfabeto, perdendo meu diploma e meu histórico escolar.

Agora eram dois crimes cometidos: o da cirurgia ilegal e ser portador de dois CPFs, um de mulher e outro de homem. Fui então obrigado a trabalhar como taxista, pedreiro, pintor de parede e de quadros, professor de computação para idosos, cortador de confecção e muitas outras funções a que tinha acesso graças a pessoas amigas ou por conta própria, sem papéis.

GALERIA ALASKA
O ano era 1969. Em plena ditadura, as "transformistas", travestis que geralmente trabalhavam em teatro e os "entendidos", como os homossexuais se tratavam na época, eram considerados pervertidos, criaturas perigosas e capazes de contaminar a juventude. Havia um submundo gay de bares e boates, frequentemente invadidos pela polícia.

A Galeria Alaska, no Posto Seis, em Copacabana, abrigava vários inferninhos de "entendidos". Uma das boates, de lésbicas, era o Alfredão. Na entrada, o porteiro esticou o braço, avisando:

— Aqui só entra mulher! Se quiser, vai naquela boate ali em frente, que é mista.

Aquela barrada me deu certa satisfação: apesar da androginia dos 19 anos, estava sendo visto como sempre me senti. Tinha trocado a camisa caqui e a gravata preta do uniforme e deixado no banco dianteiro do meu táxi, que estacionara ali perto. Não conseguia passageiro mesmo, então resolvi, pela primeira vez, ousar conhecer o tão famoso covil das sapatões.

Entrei na boate La Cueva. Tudo escurinho, só as luzes do bar acesas e o salão cheio. Sem saber dançar (naquela época era *cheek to cheek*), encostei, acanhado, no canto da parede, apoiando-me no balcão. Absorvia avidamente todos os detalhes e silhuetas através daquela bruma de luz negra, pois quase todos fumavam. Um gay se aproximou sorridente, mas eu o despachei.

De repente, meus olhos faiscaram com o brilho azul-turquesa de um copo de gim levantado em minha direção. A mão que segurava vinha de um vestido verde-bandeira de cetim, justo e decotado, emoldurando uma loura oxigenada. O copo veio se aproximando, oferecido até chegar aos meus lábios, a garganta engasgando com aquele álcool ao qual eu não estava acostumado. A bebida escorreu pelos cantos da minha boca. A loura aproveitou para enxugar o líquido sensualmente com a língua.

Completamente acuado e excitado, fiquei petrificado. Ela dançava diante de mim, enquanto suas coxas roçavam as minhas, obrigando-as a se mexer. "Você parece um menino," sussurrou no meu ouvido. Sentindo-me ridículo, envolvi-a pela cintura, me balançando no seu ritmo lento. Sua mão segurou meu pau feito de meias (naquela época, ainda não se vendiam próteses penianas flácidas. Inventei uma que eu fazia com cinco pés de meia). Sutilmente, peguei seu braço e o rodeei no meu pescoço.

Cada gole que dava sentia queimar até meu sexo. Parecia um sonho aquela noite mágica. Ela me desvirginava só por estar sendo desejado, admirado, como jamais havia me sentido.

Acordei quando ela sugeriu:

— Pode me deixar em casa? Moro aqui perto.

Entramos no carro, e amarrei a flanela no taxímetro, para sinalizar que não pegaria mais ninguém naquela noite. Ela nem percebeu que sentara em cima do meu uniforme. Duas quadras depois parei na frente do seu prédio.

Ela convidou, alisando a minha perna e mordiscando o meu pescoço:

— Vamos subir?

Aleguei que tinha de trabalhar para completar o leite das crianças.

— Para com isso. Você nem barba tem na cara e quer me dizer que é casado? Conta outra! Vamos lá, só tomar um cafezinho pra você dirigir melhor...

Ela não levantava a bunda do banco, e eu, agoniado, doido para cair fora. Nem pensar em transar com aquela mulher. Estava ótimo assim, ela me vendo como um homem, me querendo, mas eu completamente sem estrutura para tirar a roupa ou contar a minha história. Devia ter uns 30 anos, com cara de experiente e, ainda por cima, uma desconhecida, de quem nem o nome eu sabia. Dei uma massageada no ego dela e confessei:

— Adorei a noite, você é uma gata maravilhosa, mas eu estou me sentindo meio enjoado, com dor de cabeça. Não costumo beber, prefiro ir agora pra casa.

— Tadinho — falou zoando, com biquinho.

Finalmente ela abriu a porta, mas antes se debruçou, alisou meu pau e me deu um beijo que deve ter durado uns cinco minutos. No fundo, no fundo, admirei a ousadia dela.

ENFIM AS CIRURGIAS

Quando já estava tudo pronto para as cirurgias, pedi demissão dos empregos e encerrei meu consultório. Com o fundo de garantia, pagaria parte das despesas que viriam.

Dr. Farina conseguiu com amigos uma clínica para me operar, em São Paulo, mas teria de ser tudo muito discreto e só poderia passar 24 horas internado, para não despertar suspeitas. Aceitei todas as condições, mas pedi a Amanda que ficasse comigo, o que foi aceito.

Nessa cirurgia, tiraram finalmente toda a mama. Fizeram uma neouretra para poder urinar em pé, preparando-me para a futura colocação de um pênis, o que nunca ocorreu.

Ao acordar da anestesia, senti muitas dores na uretra, e acabaram tirando a sonda. No dia seguinte, Dr. Farina apareceu pela manhã, constatando que eu estava com cistite. Recomendou-me antibiótico e, como combinado, foi obrigado a me dar alta. Saí todo costurado, andando, curvado e tonto, apoiando-me em Amanda.

Ficamos em uma pensão barata até tirar todos os pontos. Estava exultante com os resultados. Não me incomodava mais ficar nu e até chamava Amanda para me ver urinar. Mal sabia eu que depois de um mês estourariam as fístulas e passaria a mijar por cinco lugares diferentes.

Ao voltar para o Rio, procurei o andrologista da equipe, e, para minha alegria, ele me receitou injeções de testosterona. As primeiras eram aplicadas na farmácia. Com o tempo, aprendi a me auto aplicar, sempre na bunda, onde dói menos. Os efeitos foram lentos, mas recebidos por mim com grande euforia.

Contava até os pelos que nasciam. A primeira grande mudança foi na voz. Depois vieram as espinhas. Vivia uma adolescência tardia, quase aos 30 anos. Ele também me recomendou um bloqueador, que, na época, só existia na Inglaterra, cuja função era evitar que meus órgãos internos continuassem a produzir hormônios femininos. Era um gasto e uma mão de obra fenomenal para consegui-lo.

Seis meses depois, resolvi fazer a pan-histerectomia, a retirada dos órgãos reprodutores internos. Mas com quem? Farina não fazia esse tipo de cirurgia, e o andrologista não conhecia ninguém, já que também era considerada uma cirurgia criminosa. Foi então que me lembrei da minha amiga ginecologista que fora testemunha do meu casamento. Ela me indicou um colega que tinha uma clínica no Méier e só me cobrou as despesas hospitalares e os remédios. Minha irmã mais velha e o marido assumiram os gastos. Sem dúvida, foi a cirurgia mais dolorosa, já que na época se abria a barriga do paciente e, no meu caso, o corte foi vertical, a pedido do Dr. Farina. O motivo era não comprometer os futuros enxertos para a neofaloplastia, cirurgia para construção de um pênis.

Fiquei internado cinco dias. No prontuário constava apendicite. O mais complicado foi ter de driblar os médicos de plantão, que queriam me examinar, ou as enfermeiras, que insistiam em me dar banho, enquanto eu me fazia de pudico. Mal sabia que voltaria a enfrentar as mesmas dificuldades hospitalares 34 anos depois.

O INFARTO

Ao acordar, meu primeiro pensamento sempre é: "Estou vivo"!

Dessa vez, um apito intermitente e irritante me lembrou de que eu estava em um hospital. Três ventosas coloridas ligavam meu peito a um monitor ao lado da cama. O braço esquerdo estava preso ao soro. A mão direita, dolorida, tinha uma espécie de pregador pressionando meu dedo.

De repente, lembrei-me da história toda. Eu estava em casa, de noite. Vi que o relógio do quarto marcava oito horas. Senti um mal-estar tão grande que me fez levantar. Eu ainda me recuperava de uma cirurgia no quadril, feita vinte dias antes. Nem podia me mexer muito. Na véspera, havia tirado os pontos.

Achei que poderiam ser gases. Um aperto no peito me fez pensar em um infarto. Comecei a tossir — alguém tinha me dito que era bom. Não adiantou. A dor aumentava, mas não irradiava para o braço.

Minha mulher não estava em casa, tinha ido ao médico. Chamei a Edinilza, a empregada.

— Vou fazer um chazinho de boldo.

— Nem pensar, não quero beber nada.

Comecei a suar frio, sentindo falta de ar. Pressentindo o pior, peguei a primeira camisa e avisei:

— Estou indo para a emergência do Hospital Antônio Pedro – o mais perto da minha casa, em Niterói.

— Eu vou com o senhor.

— Você fica. Quando Sheila chegar, avise onde estou.

Sou daqueles que até hoje não usam celular. Na minha cabeça, precisava ter alguém em casa para atender ao telefone.

Ela ainda saiu atrás de mim, preocupada, mas percebeu que não adiantava insistir. Peguei minha scooter e desci a ladeira como um raio.

Lembro-me da gostosa brisa fresca batendo no meu rosto suado.

Três minutos depois estava na frente de um tapume, em que se lia: "emergência em obras".

Deu um branco. E agora? Gastei mais um minuto até me lembrar do Hospital das Clínicas, ali perto. Já respirava pela boca, procurando ar. Manobrei por cima da calçada, pegando um trecho de contramão. Parei no sinal vermelho por dois segundos. "Foda-se" — avancei.

Tirei minha bengala pendurada no manete, fui mancando até a recepção e desmoronei no balcão. Com voz ofegante, supliquei:

— Emergência!

Foram rápidos. Deitaram-me em uma maca e me submeteram a um eletrocardiograma. Por sorte, a médica de plantão era cardiologista.

— Doutora, estou tendo um princípio de infarto?

— Não existe princípio... O senhor está realmente tendo um infarto! Quer morfina?

Fiz sinal de positivo com o polegar.

Ela completou:

— Mas a dor só vai passar totalmente depois de introduzirmos um cateter até o coração e colocarmos um *stent*.

Com muita dificuldade e arfando, pedi:

— Antes que eu desmaie, por favor, anote estes telefones. Ninguém sabe que estou aqui.

Dei o número de casa, o celular da Sheila e o das minhas irmãs. Não dei o do meu filho porque, na ocasião, ele era muito jovem, nem o dos meus pais, que já eram muito idosos.

Exausto e quase sem forças, ressuscitei quando ouvi a médica ordenar aos dois enfermeiros:

— Tira a roupa dele!

Com esforço, levantei o braço. Fiz um sinal com a mão, pedindo que se aproximasse:

— Por favor, me poupe de humilhações, sou transexual — sussurrei no ouvido da médica.

Ela prontamente pediu um lençol e me cobriram. Depois, não vi mais nada, só senti alguma coisa entrando pelo meu braço.

Passei uma semana no hospital. Por sorte, meus documentos garantiam que eu ficasse na ala masculina. Mas o pior ainda estava por vir.

Além da parafernália de fios e aparelhos, ainda tinha o despreparo dos profissionais de saúde para lidar com as pessoas trans. A maioria nem sabe que existimos.

Foi quando manifestei a vontade de urinar e não estava de sonda.

O enfermeiro trouxe um papagaio.

— Não vai adiantar... — respondi já prevendo o que iria acontecer. Não sabia como explicar que não tenho pênis.

Fingindo uma aparente naturalidade, perguntou em um tom casual:
— Prefere uma comadre?
— Também não vai adiantar.
— Quer uma fralda geriátrica? — propôs, nervosamente.
— Não consigo. Passei a vida inteira aprendendo que não se deve mijar nas calças. Quero ir ao banheiro! Me ajude a levantar.
— O senhor não pode! São ordens expressas do médico.

Desconfiando de que o enfermeiro era gay, resolvi então lhe contar a minha história.

Foi então que ele trouxe a cadeira higiênica e começou a soltar as amarras do meu corpo, avisando:
— Ninguém pode saber, senão sou mandado embora.

Pegou-me no colo e, com cuidado, me sentou naquela privada móvel. Fiquei um pouco tonto, mas pedi:
— Agora sai, senão não consigo.

Fechou a porta. Aguardou do lado de fora meu chamado. Colocou-me de volta na cama, atou todos os fios ordenadamente e me botou um fraldão. Percebi a delicadeza para não me deixar exposto. Alcides foi um anjo. Seu plantão terminava à meia-noite. E depois, como seria?
— Quem você acha que no próximo plantão tem condições de entender a minha situação?
— O Clodoaldo.

E assim foi. Cada um informava ao colega seguinte, que deveria me atender, que eu era trans. Dessa maneira, fui poupado de um desgaste ainda maior.

Mesmo com esse cuidado, queria morrer quando me despiam na hora do banho e tinha de abrir as pernas. Por maior profissionalismo que tivessem, sabia que nunca tinham visto algo igual.

Que grande lição de humildade! E que reconforto por ter sido tratado com respeito, ainda que fosse a obrigação de cada um deles.

Ainda no CTI, sentia-me fraco e só, naquele cubículo de paredes de pano, quando Sheila, minha mulher, surgiu à porta, com uma de minhas irmãs. Não podiam entrar mais que duas pessoas de cada vez. Meus olhos marejaram, e fui beijado na testa.

— O pior já passou, querido. Falamos com o médico, está tudo bem — me tranquilizou Sheila, massageando meus pés descobertos.

Mas o que me reergueu foi a notícia que ela deixou para o final:

— Você foi convidado para dar uma entrevista no programa *De frente com Gabi* daqui a um mês.

Seria o pré-lançamento de meu livro *Viagem Solitária*. Eu o vi impresso pela primeira vez nas mãos da apresentadora Marília Gabriela, em uma entrevista que se tornaria histórica para os LGBTs.

BOTANDO A CARA NO SOL

Uma das dificuldades ao publicar meu livro foi não só revelar uma intimidade sofrida, mas assumi-la de cara limpa. Mesmo com a abertura democrática, as cirurgias permaneceram ilegais por mais vinte anos, até 1997, e só começaram a ser feitas no SUS em 2008. Não havia ainda o nome social. Caso se entrasse com uma ação na Justiça, era quase certo ter o pedido negado, já que tudo dependia de um juiz cisgênero, muitas vezes transfóbico. O jeito para trabalhar era tirar documentos falsos, como expliquei anteriormente. Até com os nossos legais éramos acusados de falsidade ideológica. Por isso, fiquei trinta anos no armário para não ser preso.

Por todos esses motivos foi um choque começar a aparecer na mídia. A primeira divulgação do livro foi no jornal *O Globo*, na capa do caderno Elas, em uma longa entrevista a Bety Orsini que saiu com uma foto enorme. A partir daí surgiram os convites. De imediato, foi a produção do programa da Marília Gabriela, em outubro de 2011. Consultei um advogado para saber se poderia aparecer publicamente e não ser preso. Ele me garantiu:

— Ninguém pode fazer nada contra você.

Com uma entrevistadora conhecida e competente como a Gabi, eu estava confiante de que a abordagem seria respeitosa. A única exigência que fiz à produção foi que a minha mulher, com quem estou há 21 anos, me acompanhasse. Além da novidade da situação, ainda me sentia debilitado fisicamente, pois fazia um mês que tinha infartado.

O que eu não tinha ideia era de como meu livro conseguiria mobilizar as pessoas.

Gabi nos recebeu no estúdio de forma muito simpática. Não tinha lido todo o *Viagem Solitária*, mas estava bastante por dentro do assunto. Fez-me algumas perguntas e explicou como era o programa. O curioso é que parecia, no ar, estar mais nervosa do que eu. Como sua própria ex-assistente comentou depois, ela transpareceu um envolvimento como nunca antes em uma entrevista. Mantinha meu livro nas mãos, alisando várias vezes a capa, e chegou a comentar que eu era bonito dos dois jeitos: como homem e como mulher. A capa tem duas fotos minhas, como numa carta de baralho: uma quando era adolescente e fiz uma tentativa frustrada de ser socialmente mulher, e outra de terno e gravata, logo após a cirurgia, mas sem me hormonizar. Foi uma emoção ver em suas mãos, pela primeira vez, um exemplar publicado do *Viagem Solitária: Memórias de um transexual 30 anos depois*.

A grande surpresa foi a reação da apresentadora quando mencionei meu trauma na puberdade, com o que chamei de "monstruação". Ela pareceu se identificar e mencionou o tratamento que se submeteu para deixar de menstruar. Sendo uma pessoa cisgênera, ela tem a liberdade de "fazer o que quiser com o próprio corpo".

Tempos depois fui convidado a ir ao programa do Jô Soares. Por coincidência, um dos entrevistados antes de mim foi o filho da Marília Gabriela, o Christiano Cochrane, que estava em cartaz, com a mulher, Dani Valente, na peça *100 Dicas Para Arranjar um Namorado*, baseada em um livro escrito por ela. Acompanhei toda a entrevista, que foi extremamente machista, sexista e, ainda por cima, com comentários homofóbicos. Quando chegou ao último bloco, sobrava pouco tempo para mim. Tinha muito recado para dar, então não me preocupei com os possíveis comentários do Jô. No final, ainda voltei a pedir a palavra para acrescentar: "Só mais uma coisinha, Jô. Se alguém sofrer homofobia, ligue para o número 100, o canal dos Direitos Humanos".

Não sei se o Jô gostou da entrevista. Não fiz gracinha, mas teve uma enorme repercussão, particularmente junto aos transhomens, ainda tão invisíveis. O casal veio falar comigo, os dois constrangidos, me pedindo desculpas. Eles não faziam a mínima ideia do que viria depois deles no programa.

Em julho de 2015, a telenovelista Glória Perez me procurou. No e-mail, disse que tinha lido meu livro *Erro de Pessoa, Joana ou João?* logo que saiu publicado, pela Record, em 1984. Ficou tão impressionada que escreveu um seriado chamado *Corpo e Alma*. Na época, o Boni leu e achou que ainda não era o momento para apresentar o tema na TV.

A autora me explicou estar preparando a sinopse para a próxima novela das nove da TV Globo. Faltava uma semana para ela entregar e tinha escolhido como tema a transexualidade feminina. Pediu meu telefone para me contar com mais detalhes o que parecia estar resolvido. Ligou-me em seguida, falando sobre o personagem principal. Seria uma pessoa que tinha nascido com um corpo de homem e, só mais velho, resolveria assumir o que sempre tinha sido — uma mulher.

Quando lhe falei que havia publicado um novo livro, ela quis saber o título e onde conseguiria um exemplar. Disse que o *Viagem Solitária* era vendido também em e-book. O telefonema não durou muito, pois ela se mostrou ansiosa para comprá-lo. Acho que passou a noite em claro, porque no dia seguinte recebi uma mensagem: "Você me ferrou. Mudei toda a sinopse da novela. Agora vou falar sobre a transexualidade masculina".

Mais tarde, Glória Perez acrescentaria à novela *A Força do Querer*, que foi ao ar em 3 de abril de 2017, temas contemporâneos como segurança pública e vício em jogo. Aliás, essa é uma marca de seus escritos, as campanhas de alcance social incluídas nas tramas: HIV, crianças desaparecidas, dependentes químicos, saúde mental, tráfico humano e, agora, identidade de gênero.

A partir da leitura do livro, descobriu que tínhamos algumas vivências e amigos em comum, como sobreviver à ditadura militar e conhecer o Eduardo Mascarenhas. Ela adorava gafieira e conhecia todo mundo na Estudantina, onde também tive aulas com a mestra Antonieta.

Convidou-me então a ir ao seu escritório em Copacabana. Teve a delicadeza de reservar uma vaga na garagem do seu prédio para que eu pudesse estacionar. Estava ansioso para o encontro. Afinal, não era uma roteirista qualquer. Tinha um histórico profissional de respeito. Além do mais, uma pessoa com uma dimensão humana que me atraía. Duas tragédias abalaram sua vida: o assassinato da filha Daniella, um crime brutal que levou ao enquadramento do homicídio na Lei de Crimes Hediondos, depois de uma grande campanha popular, e a morte do filho Rafael, aos 25 anos, de uma infecção grave. Ela ainda teve de enfrentar um câncer do qual se curou. Naquele ano, 2009, foi escolhida pela revista *Época* uma das 100 personalidades brasileiras mais influentes.

Seu escritório não é muito grande, com uma sala e um quarto, onde às vezes ela dorme, pois gosta de escrever à noite. Tem uma estante cheia de livros, com muitos retratos espalhados de seus filhos e do neto. Estava acompanhada de sua simpática empregada Maria, que ela considera parte da família.

Foi uma tarde muito agradável, em que me fez várias perguntas, esclarecendo dúvidas sobre os transhomens. Tiramos fotos juntos, que ela postou na rede social. De lá para cá, estivemos sempre em contato e lhe enviei muitos vídeos e matérias a respeito do tema. Meu interesse tem sido, acima de tudo, que a novela tenha sucesso e alcance o coração e a compreensão das pessoas, particularmente das populações distantes dos grandes centros do Brasil.

Mas só recentemente é que me comunicou que havia preparado uma participação especial para mim. Seria em um ponto estratégico da novela. Revelou-me que o *Viagem Solitária* seria lido pela protagonista. E, então, me confessou:

— Seu livro tem sido minha Bíblia, minha inspiração. Vou divulgá-lo.

HISTÓRIAS DE MILITÂNCIA

Desde 2011, tenho percorrido o país atendendo a convites para participar de congressos, palestras em universidades e conhecer diferentes trabalhos com pessoas ou grupos LGBTs. Ao longo dessas experiências, me emocionei diversas vezes ao ter contato com o drama de tantas pessoas, sozinhas em sua dor. Com frequência falam de seus problemas pela primeira vez comigo, em que se veem como num espelho.

Estima-se que o índice de suicídios entre a população transgênera chegue a 40%. Como não clinico mais, resolvi organizar uma lista de profissionais que atendem aos trans e, graças a isso, pude ajudar muitas pessoas em desespero.

Existem vários grupos de mães que se dedicam a dar apoio aos familiares de LGBTs. Entretanto, foi com o *Mães pela Diversidade*, que hoje se ampliou para vários estados pelo Brasil, que passei a trabalhar numa espécie de troca: eu enviava as mães, e elas me enviavam os filhos. O grupo se formou pelo Facebook (www.facebook.com/MaespelaDiversidade), oferece assistência direta e faz palestras em escolas. Recentemente, fui fazer a abertura de um colóquio internacional sobre masculinidades, no Recife, capital de Pernambuco, quando duas dessas mães vieram me procurar. Elas acabavam de chegar do hospital, onde foram atender a um transhomem que tinha tentado o suicídio pela segunda vez. As duas mulheres ainda conseguiram dar apoio à mãe dele e a conquistaram para fazer parte do grupo.

Em 2014, em Aracaju, Sergipe, tive a oportunidade de acompanhar um funcionário do Ministério da Saúde, do Departamento de Condições Crônicas e ISTS, que trabalha com travestis. A reunião delas é mensal e ocorre em uma praça pública, para onde levam um isopor com sanduíches e refrigerantes e conversam sobre seus problemas. Só depois vão trabalhar nos motéis que rodeiam a praça. Sentamos no chão e pudemos ouvir e esclarecer várias dúvidas, incluindo as das pessoas infectadas pelo vírus HIV e como proceder ao tratamento.

Outra experiência marcante foi em 2016, em uma praça pública em Joinville, Santa Catarina, com sete transhomens jovens, com idade entre 18 e 30 anos. Embora ainda não se conhecessem, cada um falou de suas angústias e seus sofrimentos mais íntimos, como se fôssemos velhos amigos. Muitos se emocionaram enquanto se expunham. Dos sete, dois já tinham sofrido "estupro corretivo". Numa frequência assustadora, transmasculinos e lésbicas sofrem esse tipo de violência por homens da família, com o "objetivo de cura" de que elas/eles passem a gostar de homem. Dois deles foram violentados várias vezes. Um, aos seis anos pelo próprio avô e o outro aos nove anos pelo primo. Parece que era a primeira vez que eles revelavam esse trauma ainda mantido em segredo. Dos sete, quatro já haviam tentado o suicídio.

"EU SOU ISSO, EU SOU ISSO!"
Foi em 2013, numa palestra em Maricá, Rio de Janeiro, promovida por um grupo LGBT local. Na hora das perguntas, um homem de uns 40 anos, instigado pela mulher a seu lado, levantou o braço. Mais que isso, levantou-se e exclamou: "Eu sou isso, eu sou isso!", e começou a chorar sem conseguir mais falar. Algum tempo depois, ele, Jô Lessa, publicou em 2014, seu livro *Eu trans: a alça da bolsa — relatos de um transexual. Homenagem a João W. Nery*, em que conta a experiência desse dia. Depois de ouvir minha história, a mulher o olhava, segundo suas palavras,

> [...] com carinha de alegria, um olhar de descoberta e eu, atônito, meio que chacoalhado por inteiro, como se tivesse sido desmontado e montado de novo, só que dessa vez com as peças no lugar certo. [...] Fui pouco a pouco me reconhecendo, parecia que ele falava de mim, do que eu sentia, da luta que eu travava todos os dias dentro de mim e nessa luta tanto fazia ganhar ou perder, de qualquer maneira só eu me feria, só eu me refugiava, só eu morria para nascer de novo.

Saímos depois em grupo e fomos a um bar, onde comemos bastante e bebemoramos alegremente. Jô lembra que se sentou a meu lado. Pôde me conhecer melhor pessoalmente, e não apenas o palestrante. Naquela mesma noite, ele começou a ler meu livro, que terminou no dia seguinte:

> Chorei e ri como quem se vê pela primeira vez ou após uma longa separação. Pude sentir cada situação vivida pelo João, que até então era Joana, como se fosse comigo. Eu pude sentir o seu desespero em receber os presentes que eram para uma menina, vestir as roupas de uma menina, pentear os cabelos e portar-se como uma menina. A insegurança ao se descobrir, meio que pela metade, ao se

apaixonar e se declarar para alguém. Os medos e anseios de todo o processo de transformação que passou de forma clandestina, a renúncia de sua identidade, de sua carreira e vida acadêmica em prol de um sonho maior e inquietante que era simplesmente ser por fora quem sempre foi por dentro.

Mas também senti além das lágrimas a alegria de poder se olhar no espelho e se reconhecer. De poder se olhar e se ver sem máscara alguma, de passar as mãos pelo corpo e não sentir "aquilo" que nos constrange e incomoda desde o início da nossa adolescência.

Senti a alegria e o prazer de encostar o corpo no corpo da amada e senti-la por inteiro...

Esses sentimentos todos criaram um redemoinho dentro da minha cabeça e eu tive que fechar o livro, pensar sobre tudo que havia lido por mais ou menos uma semana. Depois de uma semana digerindo palavra por palavra eu abri novamente o livro do João e o li de novo, só que dessa vez bem devagar, porém as emoções foram as mesmas com uma única diferença... Elas estavam mais intensas.

A história da vida de Jô parece com a de muitos outros garotos que conheci. Foi expulso de casa, morou na rua, foi para a Fundação Estadual do Bem-Estar do Menor (Febem, atualmente Fundação Casa), esteve internado em um manicômio para ser curado e sofreu "estupro corretivo". Engravidou e ainda teve uma mãe que lhe tirou a guarda do filho, só retomando o contato com ele quando já era adulto. Um depoimento que vale a pena ler.

Jô mudou seu nome para Jordhan, trabalha como guarda municipal no Rio de Janeiro e foi o primeiro a ter um crachá com seu nome social. Já fez a mamoplastia masculinizadora e a pan-histerectomia, se hormoniza e hoje se diz um cara feliz e em paz consigo.

A FILHA DO TRANS

Resolvi dormir mais cedo porque no dia seguinte iria viajar. Mais um convite para uma palestra. Já ia desligar o computador quando uma moça me chamou no Messenger.

"Boa noite, João. Estou lhe procurando porque gostaria de fazer alguma coisa pelo meu pai. Quando ele se casou com minha mãe, ela estava grávida de mim. Poucos anos depois, ela faleceu de leucemia. Quem me criou foi meu pai. Devo tudo a ele. Uma pessoa maravilhosa, carinhosa e compreensiva. No meio da adolescência é que ele me contou sua história. Ele nunca foi à praia nem à piscina, nunca pôde tirar a camisa. Ele está com 69 anos, nunca se hormonizou nem se operou. Você acha que ele ainda pode fazer a transição?"

Fiz-lhe algumas perguntas para esclarecer detalhes.

"Nós moramos no interior de São Paulo. Hoje vivo com meu marido e meu filho. Eu acho que ele gostaria de fazer a mudança, mas tem medo pela idade. Ele se casou novamente já tem alguns anos. Que bom que o senhor está vindo amanhã para São Paulo. Se pudesse falar com ele, seria ótimo. O carro dele é muito velho, acho que não iria chegar ao aeroporto. Ele é pobre, trabalha com artesanato para sobreviver. Melhor seria o senhor ligar. Anota o telefone. Desde já agradeço o seu interesse. Muito obrigada."

Anotei num pedaço de papel e botei na mochila. Antes de desligar o computador, entrei no perfil dele. Rosto de um homem magro, envelhecido, de cabelos brancos e óculos escuros.

Minha mulher tinha comprado um celular mais moderno e me deu o dela. Só uso em viagem, como telefone mesmo, para qualquer eventualidade. Não enxergo direito a tela, estou ficando surdo e não o ouço tocar. Para botar no vibrador, tenho de levar aquele peso no bolso. Tem de carregar todo dia na tomada, apagar mensagens inúteis e ainda conseguir digitar no teclado pequeno as mensagens para o WhatsApp. Sem falar no tempo gasto para participar de grupos.

Depois que peguei a mala, ainda no aeroporto, liguei para ele. Não era uma voz suave nem muito fina, mas, com certeza, feminina. Já aguardava meu telefonema. Perguntei-lhe como estava a saúde e se já tinha querido fazer algum procedimento. Disse-me que o único problema era a pressão alta. Quando jovem, era crime a cirurgia. Além do mais, morando no interior e sendo pobre, era um sonho inalcançável. Preocupado em criar a filha sozinho, sem a ajuda de ninguém, não tinha tempo para si. Foi adiando, e o tempo, passando. Agora já se adaptara a todas as restrições, menos a uma: o nome. Continuava o mesmo do registro de nascimento.

Sugeri que anotasse o endereço do ambulatório que atendia trans, caso mudasse de ideia. Dei o nome de um advogado gratuito para que fizesse a mudança de nome.

Antes de desligar, congratulei pelo pai que era e não resisti:

— Você é o único transhomem que eu conheci mais velho do que eu.

Ele riu e agradeceu.

RODA DE CONVERSA

Eu estava em Porto Alegre, Rio Grande do Sul, e havia terminado a fila de autógrafos. Alguns transmasculinos esperavam interessados em conversar comigo. Fomos a um bar perto do meu hotel.

— Você é o nosso Roberto Close! — me diria o mais jovem deles, o Du, de 17 anos, estudante do Ensino Médio.

Contou-nos que se considera um não binário transmasculino. Isso significa que define seu gênero como fluido, por isso prefere não passar pelo processo de hormonização.

— Não quero fazer a mastecto (extração das mamas). Na pré-adolescência me incomodavam muito; hoje, nem tanto, dá para esconder. Às vezes até visto saia, uso maquiagem e me sinto totalmente masculino. Outras vezes misturo os gêneros.

Du garante direcionar sua afetividade a "gente", sem preferência clara. "Mas a orientação sexual é gay. Curto transar com homens e só me vejo com homem." É tudo muito misturado: quando pequeno, ficava com um primo: "Éramos duas crianças que se tocavam, dois meninos, mesmo que eu tivesse corpo de menina, éramos dois meninos". Os pais de Du não o entendem muito bem, mas o amam: "Meu maior problema é não ser aceito nas várias comunidades, até pelos transhomens", lastima.

Nessa conversa, seios foram chamados de "intrusos", que podem ser escondidos pelo *binder* — espécie de colete que substituiu as faixas que eu usei para apertar as mamas, antes das cirurgias. Um deles, o Tai, vende esse e outros produtos que interessam aos transhomens, como o *pump*, uma bomba de sucção para aumentar o clitóris, ou vários modelos de *packers* — próteses penianas que podem ser flácidas, para dar volume na calça, de uso social, ou rígidas, para fins sexuais; há também o 4 em 1, que é um pênis que tem acoplados dispositivos para urinar em pé, excitar o clitóris, ficar flácido ou ereto (para o ato sexual). Ainda existem cuecas e sungas com enchimento, que podem ser compradas pela internet.

Tai conta que foi expulso de casa aos 16 anos, e esse era o maior motivo de sua angústia — estava com 27 anos quando conversamos. Conseguiu tirar as mamas, mas o médico "fez umas merdas", segundo ele, "quase necrosou os mamilos, mas também não me cobrou quase nada nem me pediu laudo". Ele se hormoniza por conta própria. Chegou a se prostituir para sobreviver, se drogou:

— Foi então que conheci uma travesti, um anjo que me chamou para morar com ela. Sou heterossexual, e somos casados há dez anos no papel, porque não trocamos de nome. Ela ainda trabalha na pista, para podermos pagar o aluguel, já que não consegue emprego. Temos plano de ter um filho biológico. Sempre quis ser pai e estou preparado para engravidar, serei a barriga de aluguel dela...

Lu, que já tem um pouco de barba e uma voz mais grossa, tem uma experiência bem diferente. Com 21 anos, iniciou a transição no particular, com assistência de um psicólogo, para obter o laudo e poder fazer a mamoplastia masculinizadora. É apoiado pelos pais, que vão bancar a cirurgia: "Depois entro na Justiça para ser reembolsado pelo plano de saúde". Muita gente já conseguiu, garante ele, provando que a cirurgia não é estética.

— Namoro uma mina cis há mais ou menos um ano, e os pais dela não desconfiam de nada. Tenso. Tenho endócrino e me hormonizo há dois anos.

Ele estuda na Faculdade de Psicologia e foi o primeiro a conseguir ser chamado pelo nome social.

Bro é o único negro do grupo e tem um bigodinho:

— Tenho 24 anos e sou carioca. Passei no ENEM e escolhi fazer Serviço Social aqui, só para poder estar no processo transexualizador do SUS/RS. No Rio, as inscrições fecharam há mais de três anos e agora também em São Paulo. Por aqui já consegui tirar os "intrusos" e agora estou na fila para a pan-histerectomia. Dois anos atrás, namorava uma garota lésbica. Quando disse que me sentia um homem e iria fazer a transição, a mina pirou: "E agora, vou virar hétero? Mas eu gosto é de mulher!". Sofri um bocado, mas não queria ser amado pelo que eu não era.

Bro foi criado pela avó, que sempre o apoiou. Hoje, mora numa república de estudantes, dividindo o quarto com outro trans. Ele está com um processo na Justiça há dois anos para a mudança de nome e de gênero, o que depende principalmente da cabeça do juiz: "Tomara que não seja transfóbico", torce ele.

— Meu maior problema foi ter deixado de ser visto como uma mulher oprimida negra boazuda, um fetiche sexual, para ser encarado agora, como um homem opressor, negro, ameaçador e bandido. Um potencial estuprador com um pau enorme! É foda! — desabafa.

Agora Bro é parado em todas as batidas policiais. Vão logo em cima dele:

— Às vezes penso se não seria melhor continuar com o nome feminino na identidade. Porque, se me prenderem, vão me mandar para uma cela de homens, já pensou a merda que vai ser?

LEI DE IDENTIDADE DE GÊNERO OU LEI JOÃO W. NERY
Conheci o deputado federal Jean Wyllys quando ele veio ao Rio de Janeiro lançar a campanha do casamento igualitário. Em seu discurso, defendeu as minorias, citando os gays, os negros, os indígenas, mas em momento algum ouvi a palavra trans.

Abordei-o na saída, me identificando, com uma observação:

— Você se esqueceu de mencionar os trans! É o segmento mais invisível e sofrido de todas as minorias. Assim você compromete seu discurso. Por favor, não esqueça mais.

A partir de então, Jean nunca mais deixou de mencionar os trans. Estive com ele em várias outras ocasiões. Em uma delas, ele se aproximou de mim, entusiasmado:

— Li seu livro *Viagem Solitária*. É incrível! Foi um universo novo para mim. Não imaginava tudo pelo que um transexual passa.

Mas o que mais me surpreendeu foi quando completou:

— Os trans são mais indefesos que os gays porque nem documentação têm. Ah, e já comprei até outros exemplares para dar de presente!

— Pois é, sem documentos não somos considerados nem cidadãos, mesmo pagando impostos — destaquei. — Precisamos mesmo de uma lei para nos reconhecer e nos proteger.

Jean me encantou com sua simplicidade, sua autenticidade, sua humanidade e com um profundo senso democrático que provou ter ao longo de todos esses anos em que convivo com ele. Talvez seja o único deputado brasileiro que tenha um conselho diversificado, que ele reúne trimestralmente para ouvir sugestões dos vários segmentos da sociedade.

No dia 20 de fevereiro de 2013, ele e a deputada federal Erika Kokay protocolaram na Câmara o Projeto de Lei 5002/13 (www.camara.gov.br/proposicoesWeb/fichadetramitacao?idProposicao=565315). Homenagearam-me dando o meu nome à Lei de Identidade de Gênero. Esse projeto reconhece o direito à identidade de gênero de todas as pessoas trans no Brasil, sem necessidade de autorização judicial, laudos médicos ou psicológicos, cirurgias ou hormonioterapias. Preserva todo o histórico de vida, assegura o acesso à saúde no processo transexualizador, despatologiza as transidentidades para a assistência médica e preserva o direito à família perante as mudanças registrais. Propõe também que a psicoterapia só seja feita caso o interessado assim o deseje, entre outras cláusulas.

Baseou-se na experiência da Lei de Identidade de Gênero argentina, aprovada em 2012 por maioria no Congresso e unanimidade no Senado, a qual segue com grande sucesso.

O Projeto de Lei teve incentivo, trabalho e engajamento de vários ativistas, inclusive da extinta ABHT — Associação Brasileira de Homens Trans. Antes de apresentá-la, Jean me mandou um e-mail para eu dar a opinião final sobre o projeto. Continua nas comissões do Congresso para poder ir a plenário[3], esperando parlamentares menos conservadores e mais abertos aos direitos humanos.

OUTRAS BANDEIRAS DE LUTA

O Instituto Brasileiro de Transmasculinidades — IBRAT —, do qual fui um dos fundadores, hoje tem representantes em quase todos os estados. Nossas reivindicações são a da maioria dos trans do Brasil. Consideramos essencial a aprovação da Lei de Identidade de Gênero, ou Lei João W. Nery.

A regulamentação da lei demandará uma legislação específica que coíba e puna a discriminação de gênero nos diversos níveis da sociedade – em espaços educacionais, de saúde, prisionais, banheiros, delegacias, locais de internação coletiva, de trabalho e na família. Sabemos que só leis não bastam para mudar a mentalidade de uma sociedade. É preciso também um trabalho árduo e contínuo de conscientização, por vários meios, para que os LGBTs sejam respeitados.

É fundamental a ampliação da rede hospitalar no país que atenda à transição. Atualmente, existem somente cinco hospitais do SUS habilitados, nos quais é feita apenas uma cirurgia por mês. Além desses, há seis ambulatórios onde é dada assistência psicológica e hormonal[4]. Nem todos os hospitais do SUS têm equipes multidisciplinares completas, como é exigido nas normas estabelecidas para o processo transexualizador. As filas são enormes e há transexuais esperando a realização do procedimento há mais de dez anos, sendo que, na região Norte, não

---

3   Em 2018, o Supremo Tribunal Federal decidiu pela possibilidade de retificação nos documentos diretamente em cartório. O PL João W. Nery não foi aprovado até hoje.

4   Em novembro de 2018, um mês após a morte de João, foi inaugurado o Ambulatório de Saúde Integral de Travestis e Transexuais João W. Nery, em Niterói-RJ. O ambulatório foi pioneiro entre todos os municípios do Rio de Janeiro com a destinação de um espaço exclusivo para as pessoas transexuais serem assistidas em seus processos de hormonização.

existe nenhum hospital credenciado para esse fim. Os que procuram médicos particulares para realizar a transição geralmente esbarram na exigência do laudo psiquiátrico prévio, na falta de recursos financeiros e no total despreparo das especialidades médicas e psicológica para atendê-los, resultado da falta obrigatória da cadeira Gênero e Sexualidade na quase totalidade das universidades.

É importante questionarmos o protocolo do SUS que impõe aos trans que se submetam, "obrigatoriamente", por dois anos, a testes, psicoterapias e questionários sexistas. Há estudos sérios que comprovam o "teatro" que são as psicoterapias no processo transexualizador do SUS, como o do Prof. Rodrigo Borba que, em 2016, publicou pela FioCruz seu livro *O (des)aprendizado de si: transexualidades, interação e cuidado em saúde.* Nele são gravadas várias sessões demonstrando como os padrões dos profissionais de saúde quanto ao que é masculino e feminino são impostos aos pacientes de forma estereotipada para que consigam obter o laudo necessário à transição. Os trans sabem de antemão o que deverão dizer e como se comportar para serem aceitos, visando atender às expectativas binaristas do que é ser um "transexual verdadeiro". E são esses "especialistas" cisgêneros que dirão quem você é e o que você poderá fazer ou não com seu próprio corpo. Esse autoritarismo iguala a todos e não reconhece as diferenças.

Ser um "disfórico de gênero" pode ser visto por alguns trans como uma isenção de responsabilidade sobre sua própria condição. Entretanto, aceitar esse rótulo é abrir mão da sua própria autonomia, como me referi acima. É necessário ter um programa alternativo para futuras reproduções antes das cirurgias de esterilização. Proporcionaria para os que quisessem futuramente ter filhos biológicos poderem congelar o próprio sêmen ou os óvulos, caso se tratassem de transhomens. Obrigaria que a Ginecologia e a Obstetrícia não fossem consideradas especialidades unicamente femininas. Assim, o sistema do SUS poderia ler seus nomes masculinos (no caso dos transhomens) sem serem considerados como fraude, como acontece hoje.

Outra consequência grave de considerar a transexualidade uma patologia, colocando o gênero como uma categoria diagnóstica, é a pressão exercida sobre crianças e adolescentes trans, que são levados a se verem como doentes. É muito grave a internalização da transfobia, transformando o sofrimento de seres frágeis ainda em formação em alvos merecedores de punição ou praticantes de pecado.

Na última passeata LGBT, uma "menina" de uns 12 anos, quando me viu, largou a mão da mãe e correndo veio me sussurrar no ouvido. "Eu sou um menino, mas ninguém sabe." Acredito que aquela confissão tenha apenas lhe dado um pequeno alívio diante de toda pressão que deve sofrer.

Como propôs a professora trans australiana Raewyn Connell, da Universidade de Sydney uma política que responda à realidade social das pessoas trans deveria incluir programas de transferência de renda, melhor cobertura pública dos serviços de transição e abordagem integral da questão do HIV na área de saúde, programas de moradia e apoio social por parte dos familiares.

No Brasil, há experiências em projetos de assistência à população LGBT. A prefeitura de São Paulo foi pioneira na criação do *Transcidadania*, fornecendo condições de autonomia financeira, por meio da transferência de renda condicionada à execução de atividades relacionadas à conclusão da escolaridade básica, preparação para o mundo do trabalho e formação profissional. Outros núcleos foram criados por militantes, inclusive com abertura de abrigos para a população de rua LGBT e de cursos para preparação do ENEM.

Como escritor e ativista sigo na perspectiva de que minha experiência e meu testemunho possam colaborar para a "trans-formação" da subjetividade das novas gerações, construindo uma sociedade mais aberta, democrática e respeitosa aos direitos da diversidade, em que cada um, enfim, poderá ter a liberdade de dizer: "Eu sou o que eu quiser".

CORTE EM MIM (João W. Nery, 1975)

Estes percorreres por aí à balda,
nestes saudosos antigos eus.
Qual deles deixei no meio da estrada

e em que sombra,
me perseguem até onde sou?
Até que fundo somos? (Fomos?)
Esse nós que no meu eu se alimenta,
e que diante do espelho, volta a mim e não me encontra —
— essa própria alteridade comigo mesmo,
como um possível outro, que em mim se emprenhou.
Agora não mais o sei o meio de mim:
se o animal legítimo, que desde a infância medra,
se os estrangeirismos, de línguas-vossas.
Só sei que não me atenho ao que me assino.
A identificação foi negada,
por este conhecimento que me fizeram,
da pura solidão do conhecido.

"João é um homem? Não. É um exército inteiro."
BERENICE BENTO
(O avesso da tristeza: Luta e resistência em João Nery.
Estudos sobre gênero: identidades, discurso e educação.
Homenagem a João W. Nery).

"Meu pai agora me chama de filho graças a ti... obrigado por me fazer sair do armário, você é luz... sua viagem agora é solidária... graças a seu livro iniciei minha terapia hormonal... obrigado por ter conseguido retirar da minha alma o corpo que por meio século ficou emprestado a ela... eu que, por algumas vezes, já quis me matar, hoje posso dizer como é bom estar vivo para ler sua história."
(Trechos de mensagens virtuais para João W. Nery)

A LUTA PELA

ACEITAÇÃO

MÁRCIA ROCHA

NASCEU MARCOS CESAR

O menino relutava, esperneava e reclamava da fantasia de palhacinho com que sua mãe o havia vestido, presente de sua avó. Pinicava! Mas Dora insistia em fazer festinha, dizendo que estava uma graça, o menino rebelde não querendo entender. Aliás, com 1 ano de idade, pouco entendia realmente das palavras que sua mãe dizia, quase que somente o sentido expressado era captado, um resoluto tom festivo de voz, carinhoso e caloroso, tentando inutilmente convencê-lo. Nada! Ele tentava arrancar a touca vermelha com pompons, puxava o tecido e choramingava. Cansada, mas resoluta, finalmente a mãe tentou uma última cartada e levou-o diante do espelho.

Marcos olhou para sua própria imagem e imediatamente se acalmou, uma gostosa risadinha brotando feliz ao ver a si mesmo refletido, dentro da roupa vermelha enfeitada.

Talvez tenha sido em parte o agrado à sua mãe, uma forma de receber sua atenção. Pode também ter sido a satisfação em ver-se enfeitado ou, quem sabe ainda, algo mais profundo, algo genético, biológico, algo que já começava a germinar como uma semente em solo fértil e irrigado. Provavelmente jamais saberemos ao certo, no entanto o menino que mal andava e sequer falava adorou pela primeira vez na vida sua imagem no espelho.

Aos 4 anos, nos primeiros dias do jardim de infância, ficava com as meninas. Brincava e conversava com elas, simplesmente era o seu lugar. Os meninos também estavam ali, a escola era mista, mas ele nem lhes dava atenção. Uma identificação profunda com o feminino, absolutamente natural e sem qualquer maldade, simplesmente o atraía para aquele universo. Após um tempo, um coleguinha disse a ele que tinha de ficar com os meninos. Marcos o ignorou. Todos os dias, havia um momento em que as crianças iam descansar, pegavam tapetinhos, e iam meninos para um lado, meninas para o outro, ele sempre com as meninas. Mais alguns dias de insistência, e o tal coleguinha reclamou com a professora: "Ele é menino, tem que ficar com a gente".

A professora, que nunca fizera caso da questão, acabou então por orientar o menino a estar com os outros.

Aquilo foi uma violência para Marcos! Ele não queria mais ir à escola, reclamava com a mãe, brigava para ficar em casa. Mas Dora o obrigava a ir todos os dias, então o garoto percebeu que não haveria outra forma. Seria sempre o "tal" do menino para o mundo, podendo ser ele mesmo, sozinho, apenas em casa no espelho.

Afinal, ele nasceu travesti, ainda que por décadas não tivesse consciência disso. Tudo o que era feminino o atraía sempre, tanto que ainda muito novinho olhava as roupas da mãe com curiosidade, reparando no movimento bonito e cheio de meandros que os vestidos faziam. No guarda-roupas, era uma sensação gostosa deslizar as mãos pelos tecidos e atentar-se aos detalhes das peças, percebendo que havia ali uma atração que ele mesmo não sabia dizer qual era. Na verdade, não eram as roupas, os sapatos nem as maquiagens que o atraíam, mas todo o universo feminino que representavam. Tudo o que revestia as mulheres e que ele via no dia a dia, assim como trejeitos, o andar, o falar, o jeito de ser, refletiam algo que havia dentro de si. Nunca foram os objetos que o atraíram, mas o que revestiam em um simbólico que só podia ser plenamente satisfeito se revestissem e fossem expressos em seu próprio corpo.

Nascido em meio à alta sociedade paulistana, na metade dos anos 1960, com pai bastante conhecido e família com muito dinheiro, ele sabia apenas que sentia uma identificação pelas figuras femininas que cruzavam seu caminho. Havia uma admiração pelas suas curvas, pelo seu jeito de se portar, de cruzar e descruzar as pernas. Um não sei o quê, que despertava nele uma espécie de encanto.

Foi então que se apaixonou pela primeira vez por uma garotinha na escola. Tinha 6 anos! Gostava mesmo era de meninas e, mais tarde, de mulheres. Era, sim, bissexual, mas desde muito cedo percebeu que eram elas, e não eles, as grandes paixões da sua vida, o que lhe parecia uma contradição, muitas vezes confusa: como podia gostar de mulheres e querer ser igual a uma?

Já aos 12 anos, "montava-se" inteiro. Escondido no quarto, olhava-se no espelho e simplesmente sentia que aquela imagem representava o que havia de mais íntimo em sua alma. Saia, salto alto, maquiagem? Claro! Tudo estava no pacote. Gostava especialmente de olhar outras mulheres e prestar atenção aos pequenos detalhes, porque eram essas observações, esses gestos, essas sutilezas que para ele representavam algo que havia lá dentro. Algo ainda sem nome ou explicação, algo de que não se falava, que não se mencionava senão em maldosas piadinhas que ele escutava na boca de todos, fazendo com que soubesse que precisava se esconder completamente do mundo à sua volta. Ele levava dentro de si algo proibido, ele era algo proibido, mortalmente proibido!

Passou a levar uma "vida dupla", entre o menino exageradamente macho e briguento exposto ao mundo, que frequentava escola e clubes caros, praticante de jiu-jitsu e capoeira, sempre com outros garotos por perto, e a pessoa que era dentro das quatro paredes do seu quarto, que se sentia melhor usando maquiagem e salto alto, delicado, apaixonado e de bom coração. Lá ele podia simplesmente "ser" quem era sem precisar fingir ou performar um masculino que não o atraía absolutamente, ainda que não soubesse o que isso realmente significava.

AS MUDANÇAS CORPORAIS
Entre os 13 e os 14 anos, as diferenças começaram a ficar mais evidentes. Os corpos de meninas mudavam rapidamente, já desenvolviam seios,

ganhavam curvas, transformando-se em corpos que não eram iguais ao dele. Eram mudanças fáceis de notar e que tomavam proporções ainda maiores quando ele parava para compará-las com as mudanças que ocorriam em seu próprio corpo, cada vez mais caminhando para o lado "errado", parecendo se distanciar da imagem interior de si mesmo.

Já tinha tido sua primeira relação sexual com uma mulher — uma prostituta da rua Aurora, em São Paulo —, tendo certeza de que era de mulheres que gostava. Corpos femininos era o que sabia querer encontrar na cama e o que queria encontrar também em si. "Montar-se" já não era satisfatório, faltava muito por debaixo das roupas. Por isso, decidiu procurar alguém que pudesse ajudá-lo a alcançar esse objetivo. Foi assim, então, que viu uma travesti e pensou que ela poderia guiá-lo dentro desse novo universo. Foi com ela que descobriu que precisaria tomar hormônios para que seu corpo mudasse como desejava.

Com o passar dos meses, surgiram os primeiros efeitos dos hormônios, os peitinhos do menino se projetando, formando um caroço dolorido nos mamilos. Eram discretos, mas salientes o suficiente para que outras pessoas começassem a notar que algo estava acontecendo. O pai, intrigado, foi direto ao assunto e perguntou o que era aquilo. A mudança no corpo do garoto era grande demais para passar despercebida. Sem encontrar nenhuma explicação plausível vinda do menino, o veredito foi um só: levá-lo ao médico.

O doutor em questão era um nome conhecido da área médica de São Paulo e um grande amigo do seu pai. Foram os dois que, conversando com o garoto, conseguiram fazer com que ele contasse o que estava acontecendo. Ele sabia o que sentia, mas ainda não entendia completamente o porquê daquelas vontades.

O assunto foi tratado com a seriedade que pedia, ainda que o médico tivesse achado certa graça na situação, diante da família com quem estava tratando. A questão é que aquilo não ia ser fácil. Assumir-se publicamente não era uma opção, não apenas porque era quase os anos 1980, e a ditadura ainda mandava no país, mas também porque, diante da situação familiar em que se encontrava, era muito mais seguro e esperado que o menino se mantivesse "no armário".

O pai chegou até mesmo a explicar ao menino que, se tivesse peitos, ele teria de usar sutiã, sem nem imaginar que aquilo era uma das coisas que o menino mais queria. Ele não conseguia entender por que o filho queria mudar. "Mas você não gosta de mulher?", perguntou, ao que o menino respondeu que sim, mas que também queria ser uma delas.

Por fim, o modo encontrado para convencê-lo a parar de tomar os remédios foi o argumento de que ficaria estéril se continuasse usando hormônios. E isso, definitivamente, ele não poderia suportar. Isso afastaria as mulheres e nunca permitiria que ele fosse pai, sendo que um dos seus maiores sonhos era certamente o de ter uma família. Parou, mas por muitos e muitos anos viveria ainda um dilema: voltava a tomar hormônios em razão do desejo de mudar, mas, depois que se lembrava das consequências, parava com eles novamente.

Portanto, a partir daquele dia, decidiu que seria apenas Marcos Cesar na frente dos conhecidos, enquanto longe dos olhares alheios continuaria buscando se encontrar e expressar seu "eu" interior de alguma maneira.

UMA VIDA ENTRE DOIS MUNDOS

Não haviam informações. Aquilo que acontecia com ele simplesmente não era mencionado ou jamais nomeado. E assim foi crescendo.

Fora de casa, era um garoto rico de São Paulo, namorador demais! Fascinado pelas mulheres, se apaixonava, se rendia, se via completamente entregue às relações que tinha, fossem elas de uma noite só ou com muitos planos para o futuro. Gostava muito de aprender e explorar cada uma das nuances da sexualidade e teve sua primeira namorada aos 18 anos, não parando mais de entrar e sair de relações, aproveitando tudo o que podia de cada uma delas. Também experimentou relações com homens, sempre "montada", em encontros furtivos, rápidos e passageiros, jamais se envolvendo afetivamente. Homens eram apenas uma forma mais eficaz de sentir-se feminino, o olhar do outro, o desejo que sentia pelo feminino ali expresso, servindo como um reforço à sensação de estar mulher. Nenhum homem jamais lhe interessou realmente. Eram somente um instrumento momentâneo de prazer, um prazer mais de ser do que de ter.

Dentro de casa, no entanto, a situação era outra. Na frente do computador, quando surgiu, passava madrugadas conversando na internet, enquanto usava seus vestidinhos, sua maquiagem e suas roupas femininas. Aquilo já fazia parte do seu dia a dia, algo com que havia se acostumado a fazer só quando estava protegido pelas paredes de onde morava. Lá fora, ele voltava a ser apenas o que os outros queriam ver, ainda que sentisse que sempre faltava alguma coisa, que estava sempre incompleto.

Em todos os relacionamentos sérios que teve, nunca escondeu essa sua outra faceta, e as namoradas sabiam da sua "brincadeira" de se vestir de mulher. Digo brincadeira porque era assim que a situação era tratada quando estava na frente delas, como se aquilo fosse algo superficial, uma besteira, quase um "fetiche", como ele mesmo costumava dizer. A vontade que sentia de se travestir, uma necessidade de sentir-se e se expressar, quase doída de tão forte, ficava encarcerada apenas nele. Havia também culpa, uma incompreensão do que se passava realmente com ele e um medo terrível de ser descoberto.

Com isso os anos foram passando, e de garoto ele se transformou em homem feito. Ingressou no curso de Direito da Pontifícia Universidade Católica, a PUC, em São Paulo, onde expandiu seus horizontes, não só profissionais mas também sociais. Participou de movimentos estudantis na faculdade, quase como um prenúncio de todo o ativismo que ainda estava por vir e, na mesma época, conseguiu seu primeiro emprego como estagiário da Procuradoria de Assistência Judiciária do Estado de São Paulo. Esse seria o começo de uma longa carreira na área da Advocacia, que, com o passar dos anos, estaria cada vez mais intrinsecamente ligada à sua própria vida.

Em 1989, graduou-se na PUC. Um canudo na mão e muitas ideias na cabeça! Morou nos Estados Unidos e depois retornou para trabalhar no ramo imobiliário. A partir dali, surgiria o lado empresário do rapaz, que criou a sua primeira empresa. Aliás, o trabalho e seu lado empreendedor se tornariam, já na vida adulta, muito mais do que seu ganha-pão, seriam ferramentas fundamentais em sua luta para ajudar aqueles e aquelas que também buscavam traçar o próprio caminho.

O CASAMENTO E A PATERNIDADE

Se tudo ia bem no campo profissional, talvez até como uma forma de canalizar todas as suas vontades e suas excitações, no campo pessoal as coisas estavam um pouco confusas. Ainda que Marcos continuasse a ter muitos relacionamentos, era como se algo estivesse faltando nas suas relações. As coisas não pareciam estar completas, os namoros não pareciam fazer sentido, faltava algo. No entanto, com o passar dos anos e a vontade de realizar alguns sonhos se tornando mais latente do que nunca, ele sabia que precisava continuar em frente, mesmo que ainda houvesse esse buraco.

Por isso, casou-se pela primeira vez. Ele não a amava, mas sabia que, se quisesse constituir família, se quisesse ter os filhos com que sonhava e realizar as próximas etapas daquilo que a sociedade em geral determinava como padrão, como o "certo" em questão de relacionamentos, aquilo era necessário. Na época, nunca passou pela sua cabeça que essa fosse talvez uma forma, ainda que não totalmente clara, de desejar eliminar a "limitação" de ter filhos para poder ser quem realmente queria ser. Naquele momento, ele só estava empenhado em realizar seu sonho da paternidade, um modo talvez inconsciente de se libertar.

Giulia nasceu então no dia 6 de outubro de 1994. Era pai!

Tinha uma nova responsabilidade pelo resto da vida, um ser de quem cuidar e por quem olhar. O nascimento da primeira e até hoje única filha foi mais do que a realização de um sonho, foi a certeza de que uma nova fase estava começando. O peso de talvez não experimentar esse tipo de momento e sensação nunca mais o atormentaria, e agora podia seguir seu caminho, que ainda não estava pleno, mas que tinha completado uma importante parte de si. Separou-se da mulher nove meses depois. Ele já sabia há tempos que as coisas não dariam certo, mas agora, com a pequena Giulia nos braços, podia seguir adiante e buscar outros relacionamentos e caminhos. As coisas iam mudar.

BRAZILIAN CROSSDRESSERS CLUB

Marcos lembrava-se muito bem do dia em que conheceu o *Brazilian Crossdressers Club*, o BCC.

Na época, ficar no computador tinha se tornado um verdadeiro hobby, já que dentro de casa, sentado de frente para aquela tela e vestido com suas roupas de mulher, ele podia se ver desamarrado de seu personagem, vivendo em plenitude o seu "eu" interior. Ali ele podia ser livre! E mais até: ali ele tinha a chance de pesquisar sobre o que sentia, de descobrir outras pessoas que passavam por situações semelhantes à sua e, quem sabe, encontrar algo ou alguém que pudesse ajudá-lo.

Foi assim, então, em um desses dias de pesquisa em frente ao computador, que o rapaz foi parar no site do BCC. Sentindo uma mistura de surpresa com felicidade, bastou uma rápida pesquisa pela página para que ele descobrisse mais detalhes sobre o clube e compreendesse, com certa emoção até, que ali havia a chance de finalmente poder dividir suas experiências e encontrar outras pessoas como ele.

Criado em 1997, o *Brazilian Crossdressers Club* nasceu da necessidade de um espaço de integração social entre *crossdressers* brasileiras, prática que na época era ainda muito pouco falada no país por medo do preconceito e das convenções sociais. O termo, que vem do inglês e quer dizer "vestir-se ao contrário", é usado para falar de pessoas que gostam de se vestir com roupas do sexo oposto, as quais, assim como Marcos, podiam encontrar naquele site — destinado tanto a *crossdressers* quanto a outros transgêneros em geral — um espaço para se apoiar e compartilhar histórias. O mais incrível é que muitas daquelas pessoas eram héteros, a maioria até mesmo casada com mulheres! Até então ele nunca compreendera aqueles impulsos que tinha no sentido de ser mulher, já que gostava de mulheres. Aquilo parecia uma incoerência enorme, pois os filmes, os textos e o senso comum determinavam inequivocamente que se vestir como mulher era uma atitude de homossexuais.

Em 2006, então, decidiu se associar ao BCC e pela primeira vez pôde conhecer pessoas que compreendiam aquilo que ele passava. Era como se, depois de anos precisando enganar os outros e muitas vezes a si mesmo, finalmente tivesse achado alguém para conversar e lhe estender a mão.

O SEGUNDO CASAMENTO E O INÍCIO DA TRANSFORMAÇÃO
Já estava casado com sua segunda esposa há um ano quando passou a frequentar os eventos do clube. Ela sabia de tudo, aceitava e até apoiava. "Se é disso que você precisa, então faça", dizia. Aquela, aliás, era a primeira vez que ele estava com alguém por pura vontade.

Pode soar estranho algo dito assim, afinal por que alguém ficaria com outra pessoa se não fosse por esse motivo? Acontece que, depois de já ter vivido uma boa quantidade de relacionamentos, de já ter podido experimentar a paternidade e ter se casado uma vez, ele sabia que as coisas não eram tão simples como pareciam. Não seria qualquer pessoa que conseguiria entendê-lo e respeitá-lo.

Contra todas as expectativas, no entanto, ela conseguia. Ela sabia sobre as roupas, sabia sobre os saltos altos e a maquiagem, o acompanhava em eventos do clube e até saía com ele "montado". À sua maneira, conseguia compreender e aceitar a sua vida dupla, as suas vontades ocultas e muitos dos seus desejos, alguns dos quais nem ele mesmo conseguia entender, mas que estavam lá a todo momento. Ela estava ao seu lado sempre, e isso fazia grande diferença.

No entanto, ao chegar àquele ponto da sua vida, com tantas coisas profissionais e pessoais acontecendo ao seu redor, ele percebeu que precisava entender melhor o que acontecia dentro de si. Aquela incompreensão angustiante precisava terminar.

Talvez por coincidência do destino ou apenas pura sorte, nessa mesma época, conheceu um psicólogo que seria de extrema importância para seus próximos passos, o qual começaria por lhe explicar duas coisas simples, mas que trariam uma grande mudança na sua maneira de olhar os outros e principalmente a si mesmo: a diferença entre orientação sexual e identidade de gênero.

Como descobriu, orientação sexual é um termo que diz respeito a quem se direciona o desejo do indivíduo, ou seja, se ele é heterossexual (quando gosta de pessoas de outro gênero), homossexual (quando gosta de pessoas do mesmo gênero) ou bissexual (quando gosta de dois ou mais gêneros). Ela não é uma escolha, é algo pessoal, intrínseco ao ser humano. A identidade de gênero, por sua vez, é a maneira como uma pessoa se identifica dentro de todo um espectro que vai além do feminino e masculino. Ela não precisa necessariamente fazer parte de uma ponta ou outra, podendo possuir características dos dois lados. Mas, quando não se identifica com características do sexo biológico com o qual nasceu, é chamada de transgênero.

Pasmo diante das explicações do psicólogo, ele perguntou quase que para si mesmo: "Então eu posso me sentir mulher e gostar de mulheres? Então eu posso, afinal, ser eu?". Ao perceber quanto havia para compreender sobre si mesmo, já que não havia muitas informações confiáveis divulgadas sobre o assunto, percebeu também como essa falta de informações era prejudicial a todos, causando insegurança, confusão e dor. Só mais tarde entenderia que, na verdade, essa sonegação de informações era proposital, uma forma de controle pela manutenção de uma estrutura de poder baseada na ignorância, na culpa e no medo de punições. Entender sobre essas questões tornou-se então crucial na sua jornada. Dessa forma, ele passaria a responder a algumas dúvidas que tinha desde criança e também começaria a se questionar com novas perguntas, embrenhando-se com toda força nos livros e na internet para descobrir mais sobre o assunto. Começou a pesquisar incessantemente sobre tudo o que se relacionava à sexualidade, e, quanto mais lia, via e ouvia, mais crescia seu entendimento sobre a área, sobre si mesmo e sobre o mundo.

UMA ESCOLHA É FEITA

Não demorou muito para que todo esse conhecimento adquirido começasse a fazê-lo questionar-se sobre sua própria vida. Ele podia negar um desejo tão forte como o que sentia? Perpetuar esse fingimento não era o mesmo que negar o seu verdadeiro eu? Eram muitas as dúvidas que começaram a rondar-lhe a cabeça, e, pouco a pouco, começou uma mudança gradativa para aquela que seria a maior e mais feliz transformação da sua vida.

O primeiro passo foi fazer um depósito em um banco de espermas para que no futuro pudesse ter mais filhos se assim desejasse. Ele já tinha a Giulia, é claro, mas a paternidade era algo especial em sua vida, e não queria descartar a possibilidade de repetir a experiência um dia. Havia a questão também de que, diferentemente da adolescência, quando acabou desistindo de continuar com os hormônios por medo de tornar-se infértil, o argumento principal causador de suas amarras, esse era um temor que ele precisava eliminar. A ciência finalmente lhe dera uma possibilidade de ter essa certeza: independentemente do que acontecesse dali para frente, mais do que garantir sua possibilidade reprodutora, garantiria sua liberdade.

Tirada essa questão do caminho, o processo de fato começou. Deu início a uma hormonização definitiva, dessa vez muito mais controlada e séria do que da primeira vez. Começou a passar por uma série de mudanças corporais e até comportamentais bastante intensas, que foram deixando seu corpo e seus trejeitos cada vez mais femininos. Os cabelos cresceram, furou as orelhas, fez aplicações de laser para eliminar pelos do rosto e do corpo. Começou a se tornar bem nítida a transição pela qual estava passando, não só pelas mudanças físicas que estavam acontecendo mas também pela forma como passou a se aceitar, a se libertar, a se sentir mais leve e mais inteiro.

Foi durante esse período, quando Marcos ganhava uma consciência maior sobre quem de fato era e o que precisava fazer para chegar até lá, que começaram os questionamentos de sua esposa sobre essas mudanças. A primeira vez que isso aconteceu foi durante uma viagem do casal, quando ela percebeu o tamanho das transformações que estavam acontecendo com ele. Naquele momento, chegou até mesmo a comentar sobre quanto estava cada vez mais parecido com uma mulher, o que — embora para ele soasse como um elogio — para ela era uma triste constatação. Como ela mesma explicaria mais tarde, precisava de um homem ao seu lado, e naquele momento não conseguia mais enxergá-lo dessa maneira.

Apesar disso, e de quanto a relação dos dois ficou estremecida após esse episódio, a urgência de se assumir falou mais alto, e Marcos decidiu que não poderia mais esperar. Então, contou à esposa que precisava se assumir de vez, passando a se travestir de mulher fosse dentro ou fora de casa. Ele sabia que ela talvez não aceitasse essa situação e que, por causa disso, precisaria escolher entre ela ou sua nova vida. Mas, por mais doída que fosse essa decisão, ela já estava tomada. Ele não podia voltar atrás. A cada pequena mudança em seu corpo, em suas atitudes, em sua pele... havia um enorme reforço à sua identidade, um prazer de finalmente ser que não poderia mais ser ignorado. Era a libertação total ou a aceitação de que sofreria pelo resto dos seus dias por estar vivendo uma vida que não era a sua.

Além disso, outro choque estava por vir: sua filha, mesmo sabendo que ele gostava de se vestir de mulher escondido e acompanhando de longe boa parte das suas pesquisas e suas transformações, ficou bastante assustada quando o pai contou que se assumiria publicamente. Há anos ela já morava com ele por vontade própria e, quando soube dessa decisão do pai, ficou especialmente preocupada com a reação que as outras pessoas poderiam ter. "Pai, não é justo comigo. Todo mundo vai saber."

Com acontecimentos tão contundentes e dolorosos à sua volta, Marcos ficou bastante abalado. Ter a fibra e a coragem necessárias para decidir fazer essa transição já não era algo fácil de conseguir, mas se tornava ainda mais difícil quando precisava abdicar de relações como a do casamento ou mesmo quando encontrava uma barreira tão grande como a que a filha lhe impôs.

Em relação a ela, o advogado precisou ser bastante firme. Ele ofereceu alternativas para que ela não precisasse explicar sua situação aos colegas: ela poderia ir morar com a mãe, poderia não levar pessoas para casa, poderia até esconder que ele era seu pai... A única coisa que não poderia fazer para ajudá-la seria deixar de se assumir. Esse problema ela teria de resolver sozinha, porque ele, depois de tantos anos perdidos, não podia mais esperar para ser quem, de fato, tinha cada vez mais certeza de que era.

OPERAÇÕES

Com a cabeça erguida e com a certeza da escolha certa feita, ele resolveu dar início a uma série de procedimentos cirúrgicos para conseguir formas mais femininas para seu corpo. Isso, aliás, era um sonho que desde pequeno, como quando começou a tomar hormônios, almejava alcançar.

Quantas vezes ele não perdera a noção do tempo olhando-se em frente ao espelho e imaginando como seria se seu corpo fosse diferente daquele? Quantas vezes ele não colocou enchimentos nos sutiãs imaginando seios que não existiam? Quantas vezes não desejou nádegas mais salientes, curvas mais pronunciadas, uma sensação completamente diferente da que sentia quando deslizava seus dedos sobre a pele? Marcos sabia que, ainda que por dentro já se enxergasse como uma mulher em muitos aspectos, a questão física ainda o incomodava muito. Ele queria se ver mulher, sentir completamente um feminino que sempre existiu profundamente guardado dentro de si.

Seu pênis, no entanto, nunca o incomodou. Não era como se ele quisesse se ver livre dele, como se sentisse repulsa pelo órgão. Ao contrário, ele gostava de vê-lo, de senti-lo, de usá-lo. Não estava entre seus planos fazer uma operação de "mudança sexual", porque não era dessa forma que se enxergava. Ele sabia que havia muitas transformações e sensações que gostaria de experimentar em seu corpo, mas seu pênis não era algo que ele gostaria de mudar. Ele fazia parte de si, parte da pessoa que ele agora sabia ser. Por definição, era uma travesti! Um termo cheio de estigma, de simbologia negativa, rejeitado, excluído. Aquele era o modelo de figura impossível de ser aceito, o ser humano mais discriminado e marginalizado nas sociedades. Mas era isso o que ele era, era o que compreendia ser, era o que iria expor.

Entre as modificações cirúrgicas que decidiu fazer estavam a lipoescultura, a operação no nariz e também a prótese de silicone, que finalmente lhe proporcionou os seios que havia desejado por tantos anos. Uma maratona intensa de transformações que, ao fim, lhe rendera o melhor presente de todos: olhar-se no espelho e enxergar-se completo, enxergar-se da forma como ele desejava se ver desde a infância. Era um sonho realizado e mais um passo para uma nova vida que finalmente parecia ganhar contornos mais reais. O mundo lhe impedira de ser com ignorância, mas agora ele decidira vencer o mundo com conhecimento. Pagaria o preço e estava disposto a isso. Assumidamente e com cabeça erguida, passou a assinar Márcia Rocha, travesti com muito orgulho!

POEMA DE QUANDO RESOLVI ASSUMIR O QUE SOU

Me olhe como quiseres,
que hoje não ligo mais.
Críticas que a tantos ferem,
há muito, só ferem os demais.

Sigo de cabeça erguida
ignorando os passantes,
suas feições ressentidas,
deboches, sorrisos infames.

Vivo na ilha segura
de minhas convicções,
onde o espelho é ternura,
verdade sem desilusões.

Tu, que já não compreendes
minha maneira de agir,
deixo esquecido na mente,
já não me podes atingir.

Pelo que sou não me culpo,
cabeça erguida mantenho
e ao mundo não me desculpo,
ignorando seu cenho.
Sou o que sou, já não nego,

desfilo entre os demais
e às regras terrenas renego.
Arrepender-me jamais!

Sou mais um fruto da vida
que todos terão que engolir.
Sou livre, alegre e sofrida,
sou homem e mulher, travesti.

17 de março de 2009

RELACIONAMENTOS

Ao final de todos esses processos e ainda me acostumando com o corpo novo que adquirira, outras questões começaram a surgir. No campo afetivo, por exemplo, passei a me questionar como ficariam meus relacionamentos dali para frente. Ainda que já tivesse tido relações esporádicas e momentâneas com homens, meus envolvimentos sérios sempre foram com mulheres, afinal era por elas que eu me se sentia verdadeiramente atraída e apaixonada. E isso não havia mudado com minha nova vida nem com as cirurgias que fizera. No entanto, essas transformações me faziam pensar que jamais teria um relacionamento novamente. Minha esposa se fora, e as mulheres já não me olhavam mais com interesse. Afinal, uma mulher se interessaria por uma travesti? Ela me apresentaria aos pais como sua namorada? Acreditava que não, isso seria impossível!

Foi nessa época que tentei me relacionar com homens, imaginando que talvez esse fosse um caminho a seguir. E ainda que percebesse que havia enorme interesse do sexo masculino pelo meu novo eu, as poucas experiências que tive durante esse período foram suficientes para compreender que aquilo realmente não funcionaria para mim. Minha atração, minha vontade de estar junto e de me relacionar era mesmo com mulheres, e me forçar a estar com homens apenas como uma forma de estar em um relacionamento com alguém era uma tentativa vã de me adequar aos padrões impostos pela sociedade que eu mesma buscava transformar. Cheguei a sair com um rapaz algumas vezes, até o dia em que fui a uma festa com ele, fiquei conversando com uma garota a noite toda e a convidei para ir embora comigo. Então, ela riu e me perguntou se eu não estava acompanhada. Eu havia simplesmente me esquecido do rapaz!

Assim, mesmo acreditando que seria bastante difícil encontrar uma mulher que me entenderia e me amaria por inteira, segui meu caminho desistindo dessa faceta de minha vida. Seria uma vida solitária dali por diante, mas seria verdadeira, com a companhia exclusiva e maravilhosa de mim mesma.

A ACEITAÇÃO DA FILHA E UM NOVO COMEÇO

O mundo à minha volta enlouquecia, escandalizado. Eu estava completamente feliz com minha nova identidade, finalmente tendo a certeza de que não precisava mais interpretar nenhum personagem para as pessoas ao meu redor e muito menos para mim mesma. Mas todas as pessoas da minha vida, todos os que me viam como "o cara", o homem perfeito, empresário bem-sucedido e desejado pelas modelos capa de revista, achavam que eu havia enlouquecido. Tive de provar algumas vezes que eu sempre fora aquela pessoa que agora todos viam e que somente algumas poucas pessoas sabiam. Uma delas era minha filha; outra, um amigo de infância que sempre soube; algumas namoradas do passado; minhas ex-esposas.

Em pouco tempo, a questão de minha filha foi se encaixando. Com 17 anos, Giulia decidiu continuar morando comigo, e a aceitação foi tanta que logo começou a trazer as amigas para casa. Elas achavam minha história incrível, e muitas chegaram até a criar uma relação de proximidade e amizade com nós duas. O namorado da menina também conseguiu compreender e aceitar as mudanças, e nossa relação de pai e filha voltou rapidamente a estar em plena sintonia. No final das contas, cheguei à conclusão de que, na verdade, os fantasmas estão mais dentro do que fora de nós. Eu continuava sendo o mesmo pai presente e amoroso que minha filha aprendera a amar, a respeitar e, principalmente, a admirar. Ou, como gosto de brincar, me tornara a Pãe dela.

CENAS COTIDIANAS

Depois que me assumi Márcia, comecei a perceber que algumas cenas cotidianas que transcorreriam de maneira completamente comum se eu ainda fosse ele, Marcos, agora carregavam todo um outro significado por ter me assumido como uma travesti. Tudo se torna diferente quando isso acontece, das coisas mais simples até as mais complexas. Alguém reclamará se eu usar o banheiro? Como fingir que não percebo olhares e cochichos ao pisar no mesmo clube que sempre frequentei por toda a minha vida? Como reagir ao espanto das pessoas quando minha filha me chama de pai na loja de roupas? Como responder ao telefone quando alguém me liga procurando pelo Marcos? (Nessa situação específica, quando se tratava de uma ligação de negócios, eu comecei a engrossar a voz e responder como "Marcos", afinal tempo é dinheiro, e não vou perdê-lo explicando que transicionei).

Essas e outras questões aparecem a todo momento, às vezes mais sutis, às vezes mais fortes. Até poupada de assalto já fui! Por mais de uma vez o assaltante desistiu de me roubar ao perceber que eu era uma travesti. Isso sem contar as inúmeras vezes em que as pessoas não conseguiam esconder a curiosidade em saber como eu fazia sexo com outras mulheres, quem era o homem e quem era a mulher da relação. Como se os prazeres na cama fossem uma coisa tão limitada assim...

Acontece que, quando me tornei travesti, assumi não apenas ser quem sou, mas toda uma outra vida. Não conseguiria jamais fazer diferente do que fiz, mas sabia das responsabilidades que me aguardavam quando tomei essa decisão. A verdade é que o mundo ainda não está preparado para nós, e, infelizmente, ainda serão necessárias muitas dessas outras cenas, desses questionamentos e dessas situações embaraçosas, até que as pessoas consigam compreender e aceitar que as coisas estão mudando, que nós sempre existimos, mas que agora não precisamos mais nos esconder. A luta é diária. Mas — tento me lembrar disso a todo momento — as felicidades também o são.

Nada me tira o prazer, por exemplo, de me arrumar e me ver em frente ao espelho sem ligar para o tempo que estou gastando ali. Batom nos lábios, sombra, blush; tudo o que eu estiver com vontade. A felicidade que me faz usar minhas blusas justas, minhas saias estampadas, meus saltos de 15 centímetros e meus acessórios, me achar linda e me sentir eu mesma.

É maravilhosa a sensação de poder tocar meus seios e ser vaidosa quanto quiser com meus cabelos. Andar pelas ruas me sentindo sexy, reparando nas minhas longas pernas e nas minhas unhas recém-feitas, celebrando cada centímetro do meu corpo. Apreciar as pequenas sutilezas da minha transformação, a sensação de paz que às vezes parece transbordar. Externar assim as expressões do gênero feminino, ou simplesmente deitar na cama, nua e toda desarrumada, mas ainda assim sentindo a feminilidade que sempre existiu por dentro, uma sensação de pertencimento que ultrapassa qualquer objeto material tido como feminino. Não se trata apenas de ter, de ver ou de externar, mas, acima de tudo, se trata de sentir, de ser.

Aceitar quem sempre fui, mas demorei muito tempo para entender, faz com que eu me sinta completa quando acordo pela manhã e, ainda que pareça impossível, ainda mais completa quando chego em casa no final do dia. É a minha liberdade de poder viver sem máscaras, sem subterfúgios, sem personagens.

Uma satisfação que nada a partir daqui poderá destruir.

A OAB E O ATIVISMO

Pouco tempo depois de ter me assumido publicamente, tive a honra de ser convidada para palestrar no "I Encontro Estadual dos Direitos da Diversidade Sexual da OAB-SP" sobre o tema "Reflexões sobre Identidade de Gênero: visibilidade e garantia de direitos". Aquela foi uma situação bastante marcante para mim, pois falar sobre a minha experiência naqueles primeiros meses como travesti foi um momento de autorreflexão, de analisar todos os olhares, cuidados e medos que havia tido naquele período, mas também de perceber quanto estava disposta a entrar de vez na luta contra o preconceito.

Pouco tempo depois, fui convidada a integrar a Comissão da Diversidade Sexual da OAB-SP. Esta comissão foi criada em 2011 e visa discutir as questões relativas ao tema perante a lei, defendendo direitos iguais para todos, independentemente de sua sexualidade ou sua identidade de gênero. Para mim, além de considerar um orgulho profissional ser chamada para fazer parte de uma comissão do órgão, é ainda mais importante que eu possa representar essa parcela da população, ajudando a defender seus direitos e seus deveres como quaisquer outros cidadãos.

Essa foi também uma importante porta de entrada para falar sobre o assunto a outras pessoas, principalmente profissionais do direito. Eu já participava de reuniões ativistas desde 2007, mesmo antes de me assumir, mas, com a Comissão, passei a ser convidada por várias subseções da OAB por todo o país para revelar minha história. Pude ver que aquilo era não apenas algo que me fazia bem, mas que também era imprescindível que acontecesse cada vez mais, principalmente pela evidenciação das opressões e das injustiças existentes em nossa sociedade.

Desde então, entrei de vez no ativismo e não parei mais, me dedicando incansavelmente a estudar sobre as questões trans em todo o mundo. Olhando em retrospecto, acredito que esse foi um passo quase natural por ter me assumido. Quando decidi fazer os tipos de modificação física que fiz, instantaneamente passei a representar perante a sociedade uma luta, a demonstrar um ativismo "tatuado" no meu próprio corpo.

Estudar mais sobre direitos humanos foi, portanto, uma forma que encontrei não apenas de entender melhor várias das questões sobre este universo, mas também de ajudar outras pessoas à minha volta que precisavam de orientação. Encarei isso de fato como uma luta, uma diferença que, por menor que seja, está ao meu alcance fazer, especialmente porque acredito nesse tipo de ativismo que realmente vai em busca de mudanças efetivas e profundas na sociedade.

Denominei-me "travesti com muito orgulho", militante LGBT e feminista, como formas de manifestações políticas de fato. E, com Laerte Coutinho, Letícia Lanz e Maite Schneider, fundamos a Associação Brasileira de Transgêneros (Abrat), cujas finalidades são colaborar com a academia em estudos e compreensão das questões sobre pessoas trans, conscientizar a sociedade sobre a questão transgênera — em especial a existência de pessoas trans que não estão na prostituição — e por último ajudar pessoas trans a se inserirem no mercado de trabalho.

São lutas nas quais acredito e me empenho diariamente em levar adiante, pouco a pouco, passo a passo. Esses ativismos até mesmo influenciaram diretamente na minha vida profissional, porque, além da parte de contratos imobiliários em que já atuava, passei também a me dedicar ainda mais à advocacia em questões relativas aos direitos humanos, a colaborar com trabalhos acadêmicos e a ajudar a criar o projeto Transempregos.

Além disso, no começo de 2013, dei início a uma coluna no extinto site *Pau pra Qualquer Obra*, em que passei a falar desde questões bastante pessoais, como fatos cotidianos, até os assuntos mais amplos do universo transgênero. Foi um importante canal que encontrei para ser ouvida e também ouvir e uma maneira diferente, mas bastante verdadeira e importante, de colocar meu ativismo em prática. Afinal, a escrita pode, sim, ser uma ferramenta de batalha.

Dessa forma, fosse falando em palestras, escrevendo sobre minhas experiências ou atuando como advogada, passei a buscar por condições mais respeitosas e igualitárias para todas nós, transformando essa busca em parte de quem eu sou. Encaro minhas atividades como uma oportunidade de deixar melhorias para as próximas gerações e, quem sabe um dia, ver um mundo onde possamos nos assumir sem preocupações, sem medo de sermos violentadas e até mesmo mortas em qualquer esquina. Um mundo onde poderemos estudar, trabalhar, ter nossas famílias e não sermos tolhidas, diminuídas ou maltratadas apenas por ser quem somos. Um mundo mais justo, afinal.

TRANSEMPREGOS E WORLD ASSOCIATION FOR SEXUAL HEALTH

Como já mencionei aqui, uma das finalidades da Abrat é ajudar pessoas trans a conseguir emprego formal. Eu já fazia palestras, estava na Comissão da OAB e participava de muitas entrevistas para teses de mestrado, doutorado e trabalhos de conclusão de curso. Mas, infelizmente, nada fora feito em relação à empregabilidade, e isso ainda era algo que eu não tinha ideia de como resolver. Foi então em uma conversa com o João Nery sobre o assunto que ele me disse haver um homem trans de Minas Gerais, Paulo Bevilacqua, que tinha uma ideia de como criar um site específico para ajudar pessoas trans a conseguir emprego. Resolvi então trazer o rapaz para a minha casa, convidei um grupo de ativistas, e, juntos, idealizamos o Transempregos, projeto que inicialmente nasceria com a criação de um site pela Daniela Andrade e, mais tarde, buscaria a conscientização de empresas sobre essa questão.

Ainda que eu, fosse como empresária, fosse como advogada, tenha passado por casos muito isolados de discriminação ou mesmo desrespeito, era (e ainda é) bastante visível o preconceito que assola o mercado profissional quando o assunto são homens ou mulheres trans. Preconceito, aliás, que fica ainda mais escancarado quando essas pessoas vêm de camadas mais pobres da sociedade.

Nunca desejei que se criassem vagas "especiais" para travestis, mas que todos fossem avaliados, trans ou não, pelas qualidades que realmente importam em um ambiente profissional: a formação, a capacidade, a proatividade e a responsabilidade (só para citar algumas). O fato de a pessoa não ser ou não aparentar mais aquilo que está escrito em seu RG não a faz uma profissional pior ou melhor do que as outras. Essa discriminação — às vezes velada, e, muitas vezes, descarada — acaba colocando as travestis e transexuais em um "beco sem saída", no qual se veem encurraladas e sem alternativas além da prostituição para conseguir sobreviver. E isso é apenas um exemplo do tamanho da intolerância que existe com elas no mercado de trabalho brasileiro. Além disso, existem os homens trans que sequer têm a opção de se prostituir, tantas vezes ficando eternamente condenados ao anonimato, ao armário e à repressão identitária, sem qualquer possibilidade de trabalho para se sustentarem e, dessa forma, poderem se assumir.

Quando colocamos então o site do Transempregos no ar, éramos doze pessoas por trás do projeto, batalhando para conseguir essas mudanças. Na época, seu lançamento chegou a ganhar uma matéria de meia página no caderno de empresas do jornal *O Estado de S. Paulo*. Mesmo assim, não recebíamos quase nenhuma oferta de vagas e estávamos desanimados com a situação.

Fui convidada então para um almoço com Reinaldo Bulgarelli e Beto de Jesus, pessoas que estavam compondo a organização de um fórum de discussão de questões LGBTQIAP+ para empresas multinacionais. Comecei a participar do fórum e a proferir palestras sobre a conscientização dessas empresas para o compromisso com a diversidade, em especial quanto à questão transgênera. Isso me levou a participar de dezenas de eventos por ano, alguns até mesmo em língua estrangeira, além de três ou quatro reuniões por mês com empresas de todos os portes, interessadas em contratar pessoas trans.

Hoje, temos quase duas mil empresas parceiras e mais de vinte mil currículos cadastrados em nossa plataforma, dos quais aproximadamente 40% dos candidatos têm curso superior, mestrado ou doutorado. Além disso, já recebi importantes relatos de pessoas que conseguiram um trabalho por meio do Transempregos, bem como de empresas muito felizes com os profissionais trans contratados.

Um trabalho do qual vou me orgulhar sempre, mas que não parou por aí, já que outras oportunidades de fazer a diferença para os direitos dos transgêneros continuaram a aparecer na minha vida.

Uma delas, que me deixou bastante emocionada e me mostrou que eu estava mesmo certa em persistir no caminho que havia escolhido, foi o convite feito pela *World Association for Sexual Health* (WAS) para que eu ocupasse uma cadeira no Comitê de Direitos Sexuais da organização.

Para quem não conhece, a WAS é uma organização mundial que existe desde 1978 e que zela pelos direitos humanos e pela saúde sexual. Ela possui um extenso quadro de profissionais por trás de si, os quais atuam em diferentes áreas ligadas ao assunto e, juntos, trabalham por uma melhor educação sexual no mundo. Suas conferências são sempre importantes para o debate e a divulgação de pesquisas relacionadas ao assunto, e, nos últimos anos, a organização vem se envolvendo também na busca de mudanças de políticas públicas que efetivamente implementem essa transformação na sociedade.

No final de 2013, tive então a honra de ser convidada para fazer parte da WAS, tornando-me a única trans brasileira a participar da organização, o que tornou ainda mais importante e representativa essa oportunidade. Além disso, ainda no mesmo ano, durante cinco dias na cidade de Nova York, participei diretamente da elaboração da Declaração dos Direitos Sexuais da WAS, um documento técnico e científico criado com apoio de diversas entidades globais. Para estar apta a tal elaboração, recebi centenas de páginas de documentos para estudar, com as principais decisões de Supremas Cortes por todo o mundo, bem como suas fundamentações a respeito de assuntos ligados à sexualidade, afetividade e gênero. Esse documento, que leva trechos meus, foi lido em uma assembleia da ONU, teve sua tradução para o português também feita por mim e pode ser lida no site da instituição em https://worldsexualhealth.net/wp-content/uploads/2013/08/DSR-Portugese.pdf.

NOVOS AMORES

Diante de tantas coisas acontecendo na minha vida, era bastante óbvio que nas questões ativistas eu estava plena: estava na Comissão de Diversidade e Combate à Homofobia da OAB-SP, escrevia meus relatos periodicamente no blog *Pau pra Qualquer Obra*, via o Transempregos fazer cada vez mais sucesso e gerar mais empregos e ainda atuava na *World Association for Sexual Health*. Então, tudo estava como deveria estar. Certo? Bom, talvez não tão certo assim.

Minha vida mudava completamente. Cada vez surgiam mais eventos, mais palestras, e o tempo para trabalhar em minhas empresas tornava-se cada vez mais escasso, com problemas seríssimos surgindo a todo momento e a crise financeira do país as atingindo. Mas a militância, os resultados do Transempregos e os eventos pela OAB me pareciam mais importantes, e, pela primeira vez na vida, sentia que me dedicava a algo muito maior do que ganhar dinheiro.

Eu não tinha muito tempo para pensar nas coisas que vinham acontecendo nos últimos tempos. Cada vez ficava menos em casa, com meus familiares e minhas amigas. Além disso, havia ainda uma questão que me atormentava um pouco e volta e meia me assombrava: será que algum dia eu conseguiria encontrar alguém capaz de me entender? Alguém que me aceitasse por inteiro, com minhas ideias, meu corpo, meus ideais... Alguém com quem eu pudesse me relacionar sem neuroses, desejando a pessoa por completo e sendo desejada da mesma maneira? Tentava não pensar nisso, conformando-me de que provavelmente ficaria só e de que minha vida passaria a ser dedicada ao mundo e ponto-final.

Foi nessa época que descobri que eu podia, sim, chamar a atenção e ser bastante desejada por mulheres lésbicas. Ainda que por um tempo, logo depois que me assumi, eu tivesse achado isso impossível, imaginando que não poderia haver nenhum tipo de atração entre mim e elas, essa teoria caiu definitivamente por terra quando percebi o sucesso que fazia. Rolava uma química, várias trocas de olhares e uma atração que eu jamais imaginaria ser possível, o que por si só já dava uma outra perspectiva ao meu futuro amoroso, ainda que não houvesse inicialmente nenhum relacionamento sério à vista.

Assim, enquanto surgia lentamente uma remota possibilidade de uma nova vida afetiva, me dedicava integralmente a todos os meus novos projetos, aguardando talvez um acaso do destino que pudesse colocar alguém especial na minha vida. E aconteceu. Por seis anos, tive um relacionamento sério com a Dra. Ana Carolina Borges, advogada competente e esforçada com quem criei estratégias jurídicas e atuei em processos importantes, além de ter uma convivência familiar maravilhosa. Por acontecimentos da vida, e assumo minha responsabilidade por colocar minha luta acima de tudo o mais, não estamos mais juntas. Somos, e é importante salientar que seremos amigas para sempre, em grau de amizade que deveria superar todos os demais, pois aqueles que se conhecem tão profundamente e continuam se respeitando e se admirando, estão unidos para além do físico.

COMO UM FURACÃO, FUI ATINGIDA!
Sem esperar, sem esperanças, sem qualquer fundamento racional. Passamos a vida usando a lógica na busca de uma companhia, sendo que o amor vai muito além da compreensão.

Sozinha, novamente me via diante da total escuridão de uma vida de luta insana, sem tempo para vida pessoal, sem lazer em meio à pandemia da Covid-19, uma travesti lésbica já chegando à terceira idade.

Novamente as sombras da solidão me envolviam e, com enorme esforço, me agarrava ao meu destino, ao que precisava ser feito, para não pensar. Foque, Márcia, no que precisa fazer hoje. Amanhã será outro dia. Eventos, palestras, aulas, artigos, Transempregos.

Embora existisse meu casamento eterno com o compromisso de minha vida, havia uma lacuna imensa e crescente, o vazio ao lado, a falta da carne quente e doce. E muitas vezes fraquejei, pedindo aos céus por ajuda e não estou aqui falando metaforicamente.

"Farei o que é preciso, tenho feito, mas está difícil demais!"

Um sinal, outro e mais um. Daqueles que somente nós sabemos que é para nós. Me perdoem os céticos, pois também tento ser uma, mas nossa lógica não explica tudo.

Karine entrou na minha vida como uma explosão de luz. Entrou pelos fundos, não me foi apresentada, assim como nada pediu ou perguntou, como na música *Terezinha*, de Maria Betânia. Aproximou e atou minha relação com minha mãe como nunca fora antes, conquistou a todos com sua inegociável simplicidade e ainda trouxe um doce furacãozinho na bagagem, de seis anos.

Arrebatadora, certeira e totalmente desconcertante, com seus jovens anos de pouco estudo teórico, me corrigiu sobre valores da vida como nunca antes eu experimentara, me colocando no "meu lugarzinho". Desconfiada, tentei até resistir por vezes. Acho que ela também. Não deu!

Doutora em existência, coloca valor onde ele está e pouco lhe dá o que se pensa por aí. É o que sente honestamente que importa, o que nos faz sentir com verdade, e chorar, gozar e sorrir. O resto, é pura teoria acadêmica que não lhe interessa.

Acho que é possível encontrar o amor novamente, quando se quer. Ou os céus conspiram. Ou não é nada disso, talvez?

Uma travesti lésbica e feliz, no caminho que segue.

O TRANSEMPREGOS DECOLA

Ao escrever essas páginas em 2017, que percebia como o projeto Transempregos havia decolado para além das nossas expectativas. Primeiro porque já fazia certo tempo que ele estava no ar, e agora as empresas e os candidatos estavam conseguindo achar seu próprio ritmo de troca, enviando currículos, fazendo contratações, disponibilizando vagas... E segundo porque a questão da presença trans no mercado de trabalho tornava-se algo muito importante de ser discutido em vários setores da sociedade, o que para nossa alegria, com o projeto crescendo cada vez mais e mostrando resultados efetivos, passou de fato a acontecer.

Com minha dedicação em conscientizar empresas, cada vez mais as multinacionais estavam se comprometendo a contratar pessoas trans para seu quadro de funcionários. Um marco a ser comemorado por toda a comunidade e especialmente por nós do Transempregos, que víamos nesse comprometimento uma grande vitória. Foi justamente em 2017 que Maitê Schneider veio morar em São Paulo e passou a coordenar o projeto juntamente comigo. Digo que, se sou a chama constante, ela é a gasolina.

Ainda que esse sonho esteja um pouco longe de se concretizar por inteiro, os passos que vêm sendo dados nos últimos anos mostram a importância de buscar essas melhorias. Afinal, o principal objetivo vem sendo alcançado, ao existirem hoje profissionais transgêneros extremamente competentes e qualificados sendo respeitados e valorizados em seus cargos. Isso tem contribuído para demonstrar para a sociedade que o preconceito é, e sempre foi, uma absurda injustiça.

No ano de 2020 foram 707 pessoas trans contratadas, apesar da pandemia da Covid-19, e em 2021 foram 797 contratações em todo o país. Mais de cem pessoas trans estão cursando pós graduação gratuitamente, há cursos oferecidos, capacitações e quase duas mil empresas parceiras. O número aumenta diariamente. Precisamos lembrar que a luta não terminou, e tenho ainda algumas boas ideias para colocar em andamento. Como costumo dizer, ainda mal comecei a lutar!

NOME SOCIAL NA OAB

Desde quando me assumi e fui chamada para integrar a Comissão de Diversidade e Combate à Homofobia da OAB-SP, passei a me envolver ativamente nos eventos realizados pela Comissão, fosse participando de conferências, fosse palestrando sobre o assunto. Fui chamada para falar em diversos lugares de todo o país como representante da OAB-SP, tendo tido assim a oportunidade de levar um pouco de meu conhecimento e minha experiência adiante, engrossando as diversas causas da nossa comunidade.

Foi em um desses eventos que um pequeno acontecimento foi responsável por se tornar o estopim de outra das grandes mudanças que aconteceriam em minha vida.

Logo após uma palestra em que eu havia acabado de falar, uma advogada da plateia veio me procurar para esclarecer uma dúvida. Ela tinha assistido ao debate e, curiosa para saber mais algumas informações sobre o assunto, havia feito ali mesmo uma rápida pesquisa no site da organização à procura do meu nome. O problema é que ela não havia encontrado "Márcia Rocha" nos quadros da OAB e, intrigada com o "erro", queria entender por que meu nome não estava ali.

Na hora em que isso ocorreu, cheguei até a achar graça da situação ao entender a pequena "confusão" que havia acontecido. Não que a pergunta dela tenha me causado algum tipo de constrangimento nem nada parecido com isso, mas porque era realmente irônica a resposta que eu tinha para dar. Como expliquei a ela, o nome Márcia Rocha realmente não estava lá por um motivo muito simples: esse era meu nome social, e o nome que a OAB colocava em seu quadro era, na verdade, o de batismo: Marcos Cesar Fazzini da Rocha.

Passado esse mal-entendido e com a situação toda explicada, me despedi da moça e comentei com meu colega de mesa, Dr. Assis Moreira Junior, também colega de minha comissão, o que tinha acontecido. Ao escutar a história, ele fez a sugestão: por que eu não solicitava o uso do meu nome social oficialmente pela OAB? Afinal, em todos os eventos da OAB de que eu participava, sempre havia me apresentado como Márcia Rocha, o nome condizente à minha imagem feminina, uma vez que um dos tópicos do qual eu sempre falava era exatamente a importância de sermos reconhecidas pela identidade de gênero que possuímos.

Fiquei pensando nesse questionamento por algum tempo, me perguntando o que deveria fazer, até que finalmente tomei uma decisão e, com a ajuda desse meu colega e do Dr. Dimitri Sales, elaborei a devida solicitação à nossa entidade de classe. Foi assim que, naquele mesmo ano, pedimos que meu nome social fosse adotado juntamente de meu nome de registro, tanto na carteira profissional quanto nos quadros da OAB.

Havia chegado à conclusão de que, para mim e para outros transgêneros que porventura também quisessem ter seu nome revisto, essa era uma medida muito importante, pois mostrava que tínhamos, sim, um amparo da lei e que podíamos ser reconhecidas, por direito, pelo nome que adotarmos.

Foram três anos de espera com o apoio da então presidente de nossa comissão, Dra. Adriana Galvão Moura Abilio e do antigo presidente da OAB-SP, Dr. Marcos da Costa, além do amparo da Dra. Maria Berenice Dias, que era da Comissão Federal da OAB e foi quem solicitou que tal direito fosse extensivo a todos os advogados trans do país.

Em maio de 2016, então, o assunto foi finalmente levado à votação no Pleno do Conselho Federal da OAB, em Brasília. Estando presente à seção, assisti com olhos e coração emocionados à aprovação por absoluta unanimidade de todos os conselheiros regionais, com o respaldo total do presidente do Conselho Federal, Dr. Claudio Lamachia. Sim, tínhamos vencido. E a vitória era gigantesca!

A comemoração foi imensa, claro, mas ainda foi necessário aguardar até que as adequações internas fossem feitas para que a mudança pudesse ser realizada. Foi então que, em uma manhã de janeiro de 2017, o nome Márcia Rocha finalmente apareceu no site da Organização, e eu recebi minha carteira profissional com meu nome ali estampado, marcando, assim, um importante passo na conquista dos direitos trans (além de mais uma grande realização pessoal).

O acontecimento foi noticiado pelos principais veículos de comunicação do país — afinal, eu era a primeira advogada assumidamente travesti a poder trabalhar com seu nome social —, e a repercussão foi imensa. Concedi entrevistas a diversos portais sobre a minha história, falando também sobre minha relação com o ativismo e a importância desse novo passo alcançado. Logo em seguida, soube de três advogadas que solicitaram o mesmo direito, mas é possível que existam ainda outras com essa demanda.

Mais do que uma conquista pessoal, esse certificado representava também uma conquista dos direitos humanos. E, se tratando de uma comunidade como a nossa, que sofre tanto preconceito e discriminação, uma forma de levar as pessoas a enxergar um profissional trans — seja homem, seja mulher e esteja ele em que cargo for — apenas como alguém capaz de exercer sua função, independentemente de sua identidade de gênero.

O uso de um nome que talvez possa até não parecer uma transformação tão grande e efetiva nesse quadro, mas que, se puder servir de motivação para que outros transgêneros busquem ter seus nomes reconhecidos e seus direitos garantidos, significará, para mim, mais uma sensação de dever cumprido e de estar trilhando o caminho certo.

Penso que é só assim mesmo que efetivamente conseguiremos mudar algo, que só assim poderemos concretizar objetivos maiores e que poderemos comemorar toda e qualquer conquista e batalhar por toda e qualquer melhoria, por mais difícil ou impossível que possam parecer: acreditando, seguindo em frente e não desistindo jamais!

A HISTÓRIA AINDA NÃO TERMINOU

No momento em que reescrevo estas linhas, estamos em maio de 2022. Já faz 18 anos desde que decidi começar meu processo definitivo de hormonização, fazer diversas cirurgias plásticas e me assumir publicamente como Márcia Rocha.

Passei 39 anos da minha vida como Marcos, de terno e gravata, conhecido na alta sociedade, me relacionando com mulheres lindas e sendo considerado muitas vezes o "macho alfa" da turma. Estudei nas melhores escolas e universidades do país, pude me especializar, começar meu próprio negócio, me casar e constituir família, e ter uma filha linda para me acompanhar por toda a vida.

Demorei muito tempo para me assumir publicamente como a pessoa que de fato era, porque, para isso, precisava primeiro descobrir quem afinal era essa pessoa. E também porque me assumir tão tarde foi imprescindível para que hoje eu possa ser a pessoa que sou, com a história que tenho e tendo passado por tudo aquilo que passei. Aliás, isto é muito importante de ser dito: não é fácil ser trans, há sempre preços enormes a se pagar, mas não me arrependo de nada do que fiz no meu caminho até aqui.

Quando era mais jovem, não sabia o que poderia acontecer comigo se me assumisse tão cedo. Se teria sido espancada ou morta na rua, se teria aguentado a pressão da família e da sociedade e se um dia poderia chegar ao ponto de pensar em me matar. Os tempos eram outros, e me "manter no armário" ao longo dos anos, me montando apenas dentro de casa, onde sabia que estaria muito mais segura, foi uma forma de proteger minha integridade física e social. Porém, quando tomei a decisão de me assumir como travesti, sabia que poderia arcar com as consequências desse ato, ainda que algumas vezes depois disso, diante das tantas pancadas que levei da vida, tenha chegado a pensar em desistir.

Mas segui. Sou integrante da Comissão Especial da Diversidade Sexual e de Gênero da OAB/SP desde 2011, recentemente também nomeada para a equivalente Comissão Federal. Fui a primeira pessoa trans a ter seu nome social em um documento federal no país, aprovado por unanimidade no Conselho Federal da Ordem dos Advogados do Brasil. Fui a primeira Conselheira eleita para o Conselho Seccional da OAB/SP. Minhas falas, aulas e palestras no direito se chamam "O Direito de Existir"!

O que dizer, então, das pessoas que nem ao menos têm a chance de se assumir? Porque, caso se assumam, podem não estar mais aqui depois de alguns anos para nos contar suas histórias. A maioria das pessoas trans pode ser expulsa de casa na adolescência, pode não ter apoio algum de seus amigos e familiares, pode ainda perder o emprego e ver sua vida ou qualquer esperança de futuro ser reduzidos a pó.

Pude me assumir porque possuía uma estrutura financeira e social adequadas para isso, porque tinha condições de enfrentar o que estava por vir e porque era o momento certo para tal. Fui privilegiada de poder fazer essa escolha porque sei que nem todas, infelizmente, podem.

Ao longo dos últimos anos, conforme fui descobrindo a ativista que havia em mim — não só pelo simples fato de ser quem era, mas também porque sabia da importância de lutar por uma comunidade ainda tão reprimida, estigmatizada e sofredora como a nossa —, fui percebendo que são nos atos diários e nas pequenas vitórias que se constroem as grandes mudanças na sociedade. Todas as conquistas que tive desde então – como, por exemplo, o Transempregos, a posição de destaque que pude assumir nos debates sobre o tema e até mesmo as defesas de causas trans que fiz como advogada – mostram exatamente isso.

Ser chamada de travesti é para mim um ato de imensa felicidade. Tenho muito orgulho de carregar um título que se relaciona a pessoas que já passaram por tantas situações complicadas na vida, que já foram tão incompreendidas e muitas vezes precisaram se reinventar, sem desistir de um direito básico de liberdade: o de podermos ser, simplesmente, quem se é.

Espero poder honrá-las ao carregar essa denominação, lutando sempre e cada vez mais para que direitos e melhorias possam ser alcançados para todas nós. Para que possamos andar na rua sem sermos julgadas, desrespeitadas, humilhadas ou agredidas. Para que empresas de todo e qualquer tipo de segmento aceitem profissionais trans em seu quadro de funcionários. Para que não precisemos, quase que diariamente, lidar com notícias nos jornais de assassinatos de pessoas da nossa comunidade por causa do ódio gratuito que recebem apenas por serem "diferentes" de padrões irracionais instituídos. Para que tenhamos oportunidades iguais e o direito de fazer escolhas, sendo donas da nossa própria vida. Para que não sejamos impedidas ou ofendidas ao entrar em algum estabelecimento. Para que possamos ter nosso nome social reconhecido onde desejarmos. Para que tenhamos acesso à educação e para que possamos, afinal, ter os mesmos direitos que qualquer outro cidadão, podendo contribuir com a sociedade como todos os demais.

Após o Congresso Mundial da WAS que aconteceu em 2015, um colega do Comitê de Direitos Sexuais, Eli Coleman, em um jantar, me perguntou em inglês: "Então, Márcia, como é que você pretende mudar o mundo?"

Estávamos no restaurante chique de um hotel cinco estrelas, jantando e tomando vinho de ótima qualidade, e lá fora pequenos barcos de transporte deslizavam pelo rio Chao Phraya em Bangcoc, na Tailândia, repletos de pessoas pobres que lutam no dia a dia por um prato de arroz e peixe. Sentindo-me muito pequena, meus olhos se encheram de lágrimas e lhe respondi:

— Eu não posso mudar o mundo, Eli — e, olhando através das vidraças para o rio, continuei: — Ele é um monte de merda!

Então, olhando diretamente para ele, concluí:

— Só o que eu posso fazer é limpar um pouquinho em volta de mim. Mas, certamente, se todas as pessoas também limpassem um pouquinho à sua volta, o mundo seria um lugar muito melhor!

Meu nome é Márcia Rocha, travesti com muito orgulho!

MAIS SOBRE MIM

O projeto Transempregos (www.transempregos.com.br/), no Facebook, continua a todo vapor, divulgando vagas de empresas dispostas a contratar funcionários trans e captando currículos de profissionais da comunidade nas mais diferentes áreas, com conscientização e capacitação de empresas.

Fui tema de um dos episódios do programa Liberdade de gênero do GNT, uma série que mostra a história e o dia a dia de pessoas que se identificam com um gênero oposto ao qual nasceram. Nele contei sobre os principais acontecimentos da minha vida e mostrei um pouco do atual relacionamento que tenho com minha família e meus amigos.

Além disso, continuo a fazer parte da Comissão de Diversidade e Combate à Homofobia da OAB-SP, palestrando por diversas cidades do interior de São Paulo, e continuo sendo sócia do *Brazilian Crossdressers Club*.

ETERNO

APRENDIZ

TARSO
BRANT

Eu queria SER algo além da minha própria aparência.
Alguém que, ao olhar no espelho, me identificasse.
Acabei descobrindo que esse SER vem de dentro.
Esse SER que coexiste em meus sonhos e pensamentos.
Escolhi realizar mudanças, passar por um processo de reajustes em palavras e atitudes. Escolhi expor tudo o que tinha no meu interior da melhor forma que podia.

Com o tempo aprendi a não me render e a transformar toda a agonia em poesia.

O preconceito me incomodou até o ponto em que pude notar que ele vinha de pessoas que não tinham nada a acrescentar, e, por isso, elas atacavam umas às outras sem se respeitarem.

Do que adianta falar se elas não vão te compreender?

Para mim, o processo de autoconhecimento foi algo necessário, para que eu pudesse aprender a lidar melhor com situações e fatores externos.

É um processo individual e implica respeitabilidade mútua.

IN-DI-VI-DUAL
Indivíduo, único, original.
DUAL = dualidade

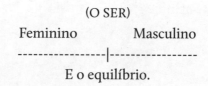

Opiniões são diversas, aprendi a ocupar o meu lugar tentando não cometer injustiças nem magoar pessoas. Se eu, como SER humano, tenho dificuldade em me entender, quem sou eu para julgar alguém?

As minhas maiores motivações foram meus pais. Com a força e o carinho deles, descobri que sou movido pela paixão por gente, música e arte. Meu maior sonho é ser ator, homenagear o público espectador representando-o publicamente. Meu combustível é a fé no amor. Pois acredito que nada é por acaso e que todos nós somos únicos e viemos a este mundo para (esclarecer) revelar alguma coisa a nós mesmos e aos outros em busca de um pensamento único.

Sim, eu finalmente me encontrei... Mas isso não significa que minha busca tenha acabado, pelo contrário! Ela está apenas começando.

"Uma existência é um ato,
O corpo uma veste,
Um século, um dia...
E a morte?
A morte é o sopro renovador, de TODOS nós."[5]

MINHA INFÂNCIA PECULIAR

Nasci Tereza Cristhina da Silva Borges em Belo Horizonte, Minas Gerais, no dia 7 de fevereiro de 1993. Vim ao mundo após minha mãe passar dez anos em tratamento para engravidar, duas cirurgias que resultaram na retirada de um dos ovários e uma trompa e um aborto de gêmeos

---

5   Frase do livro *Nosso Lar*, obra escrita através de psicografia pelo médium Chico Xavier, sob a influência do espírito André Luiz.

em 1989. Meu nascimento foi tido como um milagre pelos médicos. A gravidez e o parto foram tão arriscados que eles chegaram a pedir ao meu pai que escolhesse entre o bebê (eu) e minha mãe, que, naquele momento, antes de dar à luz, sofria uma pré-eclâmpsia (hipertensão arterial que pode evoluir para convulsão e levar a gestante e a criança à morte). Felizmente, sobrevivemos!

Filha única de uma família de classe média, eu era, portanto, a princesa da casa. Meus pais eram bancários, e a vida não tinha grandes dificuldades. Mas o que eles não sabiam é que, diferentemente do meu estado físico de menina, eu nasci menino. E não estamos falando somente da aparência, mas, sim, de essência (alma). Um sentimento de estar em um corpo com o qual você não se identifica.

Tive uma vida normal como toda criança e já aos 5 anos de idade, quando comecei a me manifestar, tive contato com sinais de natureza contrária. Estava no jardim de infância. Lembro-me de Luna, muito branca, seu cabelo longo, castanho-claro. Gostava de olhar para seus grandes olhos azuis (sempre gostei de olhar nos olhos quando converso com as pessoas), me sentia atraído por eles... Seus olhos me mostravam mais do que aquela menininha alegre parecia ser. Minha forma de aproximação era dócil; para agradar, eu dava flores que colhia no jardim da escola. E ela sempre retribuía com um sorriso.

Em pouco tempo nos tornamos melhores amigos na escola. Mais que isso, nossa ligação foi além das mãos dadas e das brincadeiras de que as garotas dessa idade costumam gostar. E nessa inocência fora do padrão "papai e mamãe" nos tornamos namoradinhas. Um beijinho selou nosso segredo. Esse foi meu primeiro contato com meu outro "eu". Sabia que era diferente das outras meninas, mas em quê? Meninas são vistas como frágeis, indefesas, doces, dengosas... Olhava-me no espelho e não me via dessa forma. Eu era diferente, e a cada dia crescia em mim um sentimento muito forte de liberdade. Liberdade para ser o que eu quisesse. Porém, ainda não sabia como nem por quê.

Meus pais faziam de tudo para me enfeitar e me empurrar para o universo das meninas. Era raro o dia em que meu pai não me trazia um vestido. Quando eu via a caixa de presente, pensava: "Uau! Um brinquedo, um jogo...", mas, não, era sempre um maldito vestido. E o meu sorriso de expectativa se transformava em decepção... E saía eu arrastando aquele trapo pela casa.

E o dia em que meus pais resolveram me matricular no balé, mesmo comigo dizendo que preferia futebol? Nesse dia, meu lado Cristhina chegou em casa furiosa. Abri a porta, acompanhada da minha mãe, e gritei para o meu pai: "Não quero mais voltar nessa porcaria de aula!" Disse isso arrancando os apetrechos do cabelo, jogando para o alto o tutu e chutando as sapatilhas. Foi minha primeira e única aula de balé.

Apesar de ser uma criança de apartamento, sempre fui muito ligada à natureza, gostava de animais, em especial de cachorros e cavalos. Meu maior sonho nessa idade era ser médica veterinária.

Outra passagem marcante aconteceu logo em seguida, na pré-escola em Belo Horizonte. Meu pai, na intenção de me agradar, comprou e arrecadou a maioria dos votos para me eleger a Rainha da Pipoca na festa junina na escolinha. Ganhei o título por dois anos seguidos. Ele se realizava me vendo lindamente vestida a caráter a seu lado, posando para as fotos. Mas aquilo era uma verdadeira tortura para mim! Em uma dessas sessões de fotos, chutei o balde: "Pai, você pensa que eu estou gostando!? Eu não gosto disso".

* * *

Um sentimento que me dominava nessa época era o de "defensor" das frágeis e oprimidas meninas. É que eu não via as garotas da escola apenas como amigas, mas como protegidas. Minha estratégia era me aliar aos meninos na intenção de formar um "esquadrão sentinela". Protegê-las das minimaldades fazia com que me sentisse mais forte e, ao mesmo tempo, conquistava a aceitação dos dois lados. E assim minha personalidade masculina se acentuava cada vez mais.

Nos passeios ao shopping com meus pais, nunca aceitava as roupas que eles escolhiam. Eu ficava sem graça ao perceber que separavam peças bem diferentes das que eu gostava (lacinhos, frufrus, vestidos...) e, na verdade, nada daquilo me agradava. No final, eu chegava com as coisas que queria nas mãos: bonés, camisetas, bermudas. Tudo bem largo para esconder aquele corpo que não me pertencia. Minha mãe dividia a dúvida com meu pai: "E aí, ela quer levar essas..."

Graças a Deus, a decisão sempre ficou a meu gosto. Eles me deixavam livre para escolher o que eu me sentisse bem usando. Sempre senti que minha mãe era mais conformada com esse meu "ser" menino.

Meu pai é quem discretamente tentava me incentivar a conhecer meu lado "feminino", tanto no modo de me vestir como nos esportes. E eu, sempre na defensiva, optava por posições contrárias as dele. Ele queria que eu jogasse vôlei, eu escolhi basquete e futebol. Quando estava no time das meninas jogando handebol, preferia ficar no gol. Para mim, uma posição mais desafiadora, porque eu considerava o treino delas leve, com passes lentos... E foi o basquete o esporte com que me identifiquei e ao qual me dediquei por quase sete anos.

* * *

A relação dos meus pais foi piorando com o passar do tempo. As brigas aumentaram até que, enfim, eles decidiram se separar. Fui morar com minha mãe em Patos de Minas, Minas Gerais.

Nossa convivência sempre foi ótima, mas bastava ela exagerar na bebida alcoólica para ficar totalmente irreconhecível, transtornada. Isso me incomodava muito! Sem contar que, com a separação dos meus pais, minha mãe me transferiu para uma escola pública. A mudança de ares e o comportamento dos colegas me colocaram em uma espécie de isolamento, em um mundo só meu. Eu sabia que não era um deles.

Nos fins de semana ficava com meu pai, trabalhava no caixa do bar dele e atendia às mesas. Tinha meu próprio dinheiro e torrava tudo em games. Jogar sozinho era uma opção para não me socializar. Sentia-me constrangido quando as pessoas questionavam meu modo de ser e me vestir. Nessa fase eu tinha o cabelo comprido, mas o mantinha quase sempre preso e nada penteado. A franja no rosto, a camiseta larga, o bermudão e a chuteira faziam parte do meu visual jogador de futebol. Mas, desde que descobri o basquete, meus planos mudaram.

Fiz 14 anos, e minha mãe e eu voltamos para BH. Eu tinha planos de investir em meu sonho de ser jogador profissional de basquete, e ela, apesar de ter trabalhado como bancária, queria retomar sua verdadeira vocação na área de instrumentação cirúrgica.

> Pausa para reflexão
> Não foi fácil ser uma criança "fora dos padrões" da sociedade. Mas na adolescência foi pior. Foi quando vieram as "mil e uma perguntas". Desde então, eu venho procurando respostas e vivendo a vida com intensidade para encontrá-las. Para vocês compreenderem melhor, vou contar em partes. Quero que experimentem como eu me senti nesse processo de aceitação. Vamos?

PRIMEIRA FASE DA ACEITAÇÃO: CONFUSÃO

Nesse período, eu transitava entre os dois universos, ainda em segredo. Distanciava-me cada vez mais do padrão feminino, tinha meu próprio estilo. Sentia-me confuso em relação aos gostos "peculiares", preferia não revelar vontades, canalizando meus desejos para um ponto em que eu conseguisse me distrair. Por causa desse comportamento, recordo que minha mãe sempre dizia: "Você tem que aprender a se virar sozinha, minha filha."

Aos quinze anos, cheguei com minha mãe à casa de meus tios para morar de favor. Eu, uma criança mimada e egoísta (hoje eu sei), tive de aprender a dividir meu espaço no apartamento com eles e mais três primas. Podem apostar, não era lá o meu paraíso!

Além da bagunça generalizada, meu tio não fazia questão nenhuma de ser agradável. Para se impor, ele usava a força física. Frequentemente agredia minha tia e minhas primas. Às vezes sobrava até para minha mãe, quando ela tentava impedir as brigas. Isso era uma coisa que eu não aceitava de forma alguma, mas infelizmente me via totalmente impotente diante da situação. O pior era depois, quando todos fingiam que nada tinha acontecido só para "ficar tudo bem".

Eu e minha mãe dormíamos em um quarto de alguns poucos metros quadrados entre paredes brancas com detalhes cinza. Uma janela grande dava vista para os fundos do prédio.

Uma noite eu conversava com minha mãe no quarto quando um grito desesperado quebrou o silêncio da casa. Minha prima, de repente, entrou no quarto pedindo ajuda e atrás dela a irmã aos prantos. "Está acontecendo uma coisa horrível na sala." Tentei acalmar as meninas no quarto, enquanto minha mãe foi até lá. Fiquei olhando no canto da porta um dos acessos de raiva do meu tio. Ele estava com uma faca na mão e partiu para cima da minha tia. Minha mãe pouco pôde fazer, mas conseguiu correr para o quarto com minha tia e outra prima envolvida na confusão. É claro que ele veio atrás. Mas eu me instalei na porta, impedindo a passagem dele.

Nessa altura, ele já tinha largado a faca, mas ainda queria briga. Xingou e ofendeu a todos nós e forçava a entrada no quarto. Não sei como encontrei forças para enfrentar aquele homem me empurrando e jogando seu corpo contra o meu para desobstruir a passagem. E a cada vez que ele se chocava contra mim, eu me fazia mais forte. Não sei como, mas nada me tirou dali, e, então, ele desistiu de entrar no quarto e saiu de casa, transtornado.

Além desse ambiente pesado de casa, na escola os colegas me achavam a "estranha" da sala, mesmo eu sendo bem-humorado e descontraído. Fui obrigado a encontrar meus refúgios. Joguei-me de cabeça no basquete. Saía todos os dias para treinar na quadra de outra escola da cidade. E foi lá o início do meu círculo de relacionamentos pessoais.

Eu me via como um ser de vontades diferentes das outras pessoas, mas, por algum motivo que não conseguia verbalizar, sentia necessidade de esconder isso de todo mundo. Eu percebia que elas não me entenderiam, até porque nem eu me entendia. Não me entendia, não me aceitava, apenas tentava encontrar a melhor forma de reagir às situações que iam aparecendo.

Consegui meu tão sonhado teste para entrar em um time de basquete. No dia, cheguei me sentindo um peixe fora da água, mas não ia deixar que isso transparecesse. Com um jeito cheio de marra, mostrei meu jogo com muita confiança. Apesar de não ser muito experiente, eu me achava "o foda"!

Calado e observador, logo nesse primeiro dia encontrei a minha favorita... Ela deixou os treinos ainda mais empolgantes.

Como eu não gostava do apartamento onde morava, busquei uma alternativa para os fins de semana. A casa de outros tios. Eles também têm três filhos, e com eles eu me dava muito bem. Além de encontrar companhia para jogar videogame, passei a frequentar as boates sub-17, isto é, que permitiam a entrada de menores de idade.

Ufa! Finalmente encontrei uma ala da família que era mais organizada e me tratava muito bem. Fazia com que me sentisse mais do que uma prima, era como uma irmã. Tudo parecia muito bom, mas infelizmente lá eu também não estava cem por cento livre do preconceito.

Percebi que, a partir de certo momento, meus tios começaram a se incomodar com minha presença constante na casa. Eles se preocupavam com o jeito que ma das minhas primas e eu nos comportávamos. Sempre tive um carinho de irmã por ela, nada além. Costumávamos ignorar essa implicância quando nos preparávamos para sair. Ela me emprestava suas roupas, me maquiava, e assim dávamos vida à Cristhina que havia em mim. Eu em minha versão "tentando ser feminina".

MINHA SEGUNDA PAIXÃO

Já são quase cinco da tarde, eu me levanto do sofá e me arrumo apressado. Meu treino é às sete da noite, mas gosto de chegar antes para treinar os arremessos. Ando sozinho pelo colégio, observando as coisas e as pessoas. Observar é um velho costume meu.

A quadra é meu local de reflexão. Aqui o tempo não passa. É como se meu dia estivesse recomeçando. E um dos meus estímulos é ela, a garota de olhos castanhos e sorriso encantador. Gostava de observar seu treino. Arremessando e acertando. Tentando e errando. Afinal, achava a minha vida uma sucessão de acontecimentos sem graça. Eu estava sempre procurando me adaptar ao mundo, procurando uma maneira de me aproximar das pessoas e encontrar o meu "eu". A prática de exercícios físicos me relaxava. Aliviava os conflitos internos. Se bem que, naqueles longos e aparentemente infinitos dias, não conseguia lidar muito bem com nada. Era difícil encontrar uma casa, um quarto, minhas roupas, uma organização. Era difícil encontrar alguma coisa que eu pudesse chamar de minha. A não ser a vontade de me profissionalizar no basquete. Os treinos diferentes me despertavam prazer, desenvolviam a minha técnica, e com isso eu me via mais próximo de um sonho.

E assim eu seguia na minha busca constante pelas gêmeas. Sim, gêmeas. Um modo carinhoso de falar das duas irmãs por quem eu me afeiçoara. Elas conseguiam desviar minha atenção com seu jeito engraçado e despojado. Elas me atraíam muito. Mas por que elas?

A única coisa que podia notar era a personalidade forte. Apesar de toda a marra na quadra, eu era bem tímido para me aproximar das pessoas. Tinha medo de ser rejeitado. Não gostava de invadir "espaços" sem ser convidado. Mas, então, tive a sensação de que, depois de muito tempo, eu finalmente sabia como me aproximar das duas.

DOIS EM UM

Dois amigos imaginários!

Criei duas contas falsas no MSN para que se tornassem minha personalidade dividida em dois seres extremos, mas gêmeos. Um era sensível, sincero, gostava de cores claras, preferia a luz do dia, música clássica, tocava vários instrumentos, um verdadeiro anjo. O outro tinha um leve toque de mistério e malícia; conquistador barato, gostava de tons mais escuros, preferia a luz da lua, gostava de bebidas quentes e cigarros feitos à mão; o rei da farra e da baderna, tinha vários amigos, mas, no fundo, se sentia culpado e muito sozinho; estava sempre à procura de alguém que lhe fizesse bem — sem que tivesse de dar nada em troca.

Passando-me por homem, achei que tinha encontrado a solução para me aproximar dela ou... delas. Pessoalmente era difícil. Afinal, minha aparência não era a de um galã de novela, provocava certa rejeição. Eu não conseguia me aproximar sendo Tereza (tendo o corpo dela).

Então decidi correr o risco. Mas como fazer uma história perfeita, sem um final trágico?

Sexta-feira. Uma de muitas que me deixavam ansioso para fugir da prisão daquele apartamento, daquela vida que eu levava. Não suportava as pessoas com quem morava. E parti para o meu refúgio, a casa de minha prima. No dia seguinte fomos a uma boate para menores de 18 anos.

Eu odiava ter de colocar roupas femininas para me apresentar aos meninos, para as pessoas ou simplesmente para que me achassem bonita. E pensava: "Por que não posso me vestir como me visto em casa?". Sem resposta e confusa, minha prima sempre me fazia aceitar. Então, deixava que ela me maquiasse. Nem que fosse um pouquinho. E, hoje, tenho certeza: eu odiava aquilo! Ela me maquiava, me ajudava a escolher o que vestir de forma mais confortável: uma bata, um shortinho e sandálias sem salto. Nada mais! Olhava no espelho, e aquela imagem me convencia. Ou achava que sim. Sentia-me atraente.

Na boate ficava com os meninos, dançava, conhecia pessoas novas. Aquilo tudo era novidade. E tudo que é novo gera medo. Por isso, mal chegava à balada e já queria ir embora. Não aguentava ser Cristhina por muito tempo. Ela era parte de mim mas, definitivamente, não era a principal: eu mesmo. E ficava pensando: "O que eu tenho de diferente da minha prima e das amigas dela? O que eu tenho de diferente que me faz achar estranho beijar, ficar com vários meninos e não conseguir pensar neles, gostar deles?"

Quando a gente chegava em casa, o assunto delas era sempre "eles". Minhas primas se lamentavam o tempo todo sobre os meninos com quem ficavam na balada e depois as deixavam por outras. Eu não sabia explicar, mas para mim era tudo tão previsível... Aquela expectativa, o sentimento de desprezo... Como era difícil para mim entender por que eu não me sentia daquela maneira. No final das contas, via-me "o patinho feio" no meio dos belos cisnes brancos. E meu papel nessa história toda? Só proteger as meninas? Que nada. Confesso: os olhares me faziam bem, mas eu não acreditava que os meninos me desejavam de verdade.

UM SENTIMENTO DE IMPOTÊNCIA TOMAVA CONTA DE MIM

A situação na casa dos meus tios chegou a um ponto insustentável. E minha mãe finalmente conseguiu um lugar para a gente morar. Enfim, um lar! Melhor, perto de onde eu treinava. Era bom ver minha mãe feliz, saindo de toda aquela opressão, do desacato, da violência. Mesmo assim, continuamos mantendo contato com meus tios, tanto que eles ofereceram a casa nova deles para eu fazer a festa dos meus 17 anos.

A casa tinha dois andares e um terraço com uma grande varanda. Estava feliz com a presença das pessoas, em especial com a de um tio que, naquela noite, me deu um conselho: "Quando você faz 17 anos, ganha novas responsabilidades, mas também fica aberto a novas possibilidades". Mesmo percebendo que ele estava com umas doses a mais na cabeça, dei-lhe razão. Mas também notei que, por causa da bebida, as pessoas já não eram mais as mesmas de quando chegaram à festa, incluindo minha mãe. E era difícil não ficar chateado com a situação.

A tranquilidade acabou quando minha mãe e meu tio, o dono da casa, decidiram que eu tinha de arrumar a bagunça ainda naquela noite. Eu me recusei a escutar qualquer um dos dois. Revoltado, peguei minha mochila e saí pela madrugada. Queria ter ido embora para a casa do meu outro tio (que me aconselhou). Na rua, fui surpreendido por um carro que fechou minha passagem. Era meu tio, que agredia minha tia e primas. Ele ordenou que eu voltasse com ele, e respondi que não iria com ele a lugar nenhum. Mas a resposta não foi suficiente. Ele desceu do carro, conseguiu me alcançar e, com um golpe, me jogou no chão, tentando me dominar e me arrastar até o carro.

"Você não é ninguém para encostar a mão em mim", eu disse.

A única força que tive no momento foi para dar um soco na cara dele, que não fez efeito algum.

"Você quer aprender a ser homem? Então vou te ensinar", ele gritava comigo e me jogava contra a parede. Foram três vezes até me pegar pelo pescoço e começar a me enforcar.

Eu gritava por socorro, achei que ia morrer. Até que minha tia chegou e, finalmente, ele me soltou. Magoado e machucado, voltei para a casa dele. Esperei acordado até o dia amanhecer para ir embora dali.

VIVENDO NOVAS SENSAÇÕES

Não conseguia pensar em outra coisa a não ser nos treinos. Fiquei conhecido como papa-léguas, carinhosamente, Papivis. Estava ficando cada vez mais ágil, mas andava ansioso por causa da minha preferida. Ela realmente se aproximou de mim depois de conhecer os "gêmeos" que criei. O problema é que eu era a única pessoa que os conhecia, e isso já estava causando desconfiança. Percebi que precisava de alguma coisa que tornasse aquilo mais real. Então escrevi minha primeira carta para ela como um dos gêmeos, e parece que deu certo. Ficávamos cada dia mais íntimos. O envolvimento foi aumentando de um jeito que não conseguia mais me desligar da internet.

E o mais incrível era que eu conseguia realmente ser "eles". A ingenuidade do puro e a malícia do depravado. A única coisa que eu queria era prolongar ao máximo aquilo tudo.

Segui a vida adiante com meus amigos imaginários, mesmo sabendo que as meninas já não acreditavam tanto neles. Tive de aceitar: a magia do início tinha se esgotado. Cheguei a ser chamado de "doente" por elas, por ainda tentar convencê-las da mentira e manter as histórias. Mas eu vivia através dos gêmeos! Eles já tinham personalidade própria, trejeitos, costumes e até mesmo família. Era uma ótima forma de colocar em "prática" tudo o que eu já sabia, em teoria, sobre mulheres.

Em um domingo desses comuns na minha vida, minha prima e as amigas dela decidiram me pressionar. Estávamos todas conversando no quarto, como sempre fazíamos. Em certo momento fui à cozinha preparar algo para comer e percebi que o assunto mudou quando virei as costas. Quando dei por mim, as quatro estavam me observando.

"O que foi, gente? O gato comeu a língua de vocês ou esse silêncio é em respeito à minha beleza?", perguntei.

Elas riram, mas continuaram mudas. Até que, depois de eu muito insistir, uma delas resolveu falar: "A gente queria te perguntar uma coisa. Você gosta de quê? De homem ou de mulher!?"

O silêncio tomou conta da cozinha enquanto meu mundo desabava por dentro. Elas não poderiam desconfiar que eu gostava de praticamente todas elas de um modo diferente. Até porque nem eu aceitava isso totalmente. Tive medo de admitir e ser tratada com desprezo. Tentei descontrair dando uma gargalhada e ridicularizando a pergunta: "Gente, não acredito que estou ouvindo isso! Gosto de meninos!"

Elas, nada convencidas, ainda insistiram: "Conta pra gente, vai, pode se abrir! Ninguém aqui vai te julgar. Você tem esse estilo todo diferente nas roupas, praticamente a gente te obriga a vestir roupas mais femininas pra sair. E também, se você for 'sapatão', qual é o problema?"

Eu senti meu segredo ameaçado. Não queria correr o risco de perder meu elo com elas. Resolvi, então, me mostrar totalmente ofendida com a "dúvida" delas: "Só porque tenho um jeito próprio de me vestir e não gosto de ficar me emperiquitando como vocês? Sou assim desde criança, não faço isso pra chamar a atenção de ninguém!"

Todas ficaram paradas me encarando, sem palavras, e depois pediram desculpas por desconfiarem de mim. Consegui que se sentissem culpadas com minha reação. Me safei dessa.

> Pausa para reflexão
> Que garoto confuso! Ops... desculpem! Até aqui eu ainda era fisicamente uma garota. Notaram que eu costumava fugir de tudo que pudesse me definir? Desde cedo senti essa "o-pressão" da sociedade, mas não queria afirmar nada. Estão curiosos para saber o que vem a seguir? Aconcheguem-se na poltrona mais próxima, e vamos seguir viagem!

SEGUNDA FASE: REVOLTA

Nessa fase comecei a vivenciar mais meus extremos: euforia por causa da inexperiência pessoal, indignação na relação familiar. Oscilava muito. Estava revoltado por não ter as coisas do meu jeito e continuar sendo aquele ser "diferente". A cada dia, estava mais insatisfeito com minha aparência nada "eu". Lidar com muitas coisas ao mesmo tempo era meu forte, mas nem sempre eu me saía tão bem quanto na teoria. O início das minhas mudanças foi discreto, mas muito marcante.

Uma delas foi a volta do meu pai a nosso convívio. Minha mãe considerou um pedido dele de me acompanhar mais de perto, mas não se relacionavam mais como um casal. E ele veio morar no nosso apartamento! A vida voltou a ficar um inferno.

Uma noite, depois do treino, corri para casa a fim de mergulhar no meu mundo de fantasias diante do computador e esquecer um pouco a realidade que tanto me atordoava. Ali me sentia feliz. Eu era quem queria ser, era ouvido, era amado, compartilhava experiências e dava conselhos. Era minha forma de me manter próximo das pessoas com quem desejava uma aproximação real, sem quebrar minhas próprias regras expondo meu segredo.

Até ser interrompido por meu pai. Ele abriu a porta aos berros depois de discutir com a minha mãe, mais uma vez por ela ter exagerado na bebida: "Já te falei que não é pra ficar nessa merda até tarde! Parece que você faz só pra me contrariar! Desliga isso antes que eu jogue essa porcaria pela janela!", ele disse dando um soco no computador.

Antes que eu pudesse terminar de me despedir, ele arrancou o cabo de energia do computador e me tirou da cadeira a puxões de cabelo. Tranquei-me no banheiro aos prantos. Os dois ficaram batendo na porta enquanto eu me encarava no espelho. Estava indignado com aquela cena se repetindo. Por que, Deus, aquilo tinha de acontecer comigo!?

Acabei dormindo no banheiro. No dia seguinte, a caminho da escola, pensei em uma mudança radical: cortar meu cabelo. Saí da aula já decidido. Sentei na cadeira do salão e defini o corte. A mulher que me atendeu se espantou e tentou me fazer mudar de opinião: "Tem certeza disso, minha filha? Seu cabelo é tão lindo..."

Sim, eu tinha certeza. Vi pelo espelho meu longo rabo de cavalo preto cair no chão com duas tesouradas, e com ele uma lágrima do meu olho direito. Era o primeiro passo em direção ao meu novo "eu". De alguma forma me senti livre por conseguir ter feito aquilo.

Diante do meu prédio, liguei para meu pai e pedi a ele que abrisse o portão, com a desculpa de que eu tinha esquecido a chave.

Ele desceu e, ao me ver, não esboçou nenhuma reação além de uma breve pergunta: "Por que isso, minha filha?"

Respondi com outra pergunta: "Cadê minha mãe? Ela tá lá em cima?".

Antes que respondesse, subi e abri a porta. Ela estava no sofá da sala e tomou um susto! "O que é isso, filha? O que você fez com você?!"

"Isso não fui eu que fiz. Olha pra mim, você gosta do que vê?", perguntei. Ao que ela respondeu: "Não! Por que você fez isso com seu cabelo!? Tá querendo chamar a atenção de alguém?".

"Eu quero que você preste atenção no que você fez comigo! A mãe que eu conheci não era assim. Quando você voltar a ser o que era, eu também vou voltar!", concluí.

No início soou estranho, mas percebi ter encontrado a justificativa perfeita para minha ação e, ao mesmo tempo, uma maneira de chocar meus pais de um modo positivo. Na verdade, eu não queria aceitar, mas o fato de ter cortado o cabelo me deixou mais próximo do que eu sabia que existia dentro de mim, do que eu realmente era. Não era fácil me desprender dos meus medos, convivendo com tantos conceitos machistas desde criança. E de certo modo eu absorvi muitos deles. Olhando-me no espelho pela primeira vez depois de cortar o cabelo, procurei dar forma ao penteado, um pouco atrapalhado. Cuidadosamente deixei minhas mãos escorregarem levemente sobre meu rosto, estava me (re)conhecendo. Feliz com aquela nova imagem, queria logo sair por aí, ouvir a opinião das pessoas, ver a reação delas ao me ver.

No ônibus já pude perceber alguns olhares, curiosos e indiscretos lançados a mim. No shopping, um amigo me reconheceu de longe. Um pouco surpreso com o novo visual, me perguntou: "Por que você fez isso com seu cabelo!?"

"Ah... estava cansada de cabelo grande, resolvi mudar um pouco. Tá tão ruim assim?"

"Não! Foi só pra saber mesmo, achei muito legal! Diferente, né!? E você ficou lindo."

Por alguns minutos me senti o centro das atenções. Mas as críticas ainda estavam por vir. Fui para a casa das minhas primas me arrumar para sair. Depois de ter dado vida a Cristhina, fui alvo de muitos comentários do tipo "olha a Maria-João", "agora mudou de time". Estávamos dançando quando um amigo me viu e disse: "Tereza! Cadê seu cabelo?".

"Resolvi mudar o visual, o que achou?"

"Te vi mais cedo na praça de alimentação do shopping; antes de te reconhecer, te achei um menino muito gato! E, te vendo agora, posso afirmar: acho que você fica linda de qualquer jeito."

Aquele comentário me soou um pouco diferente, percebi que me agradou mais do que os outros que ouvi antes.

A VIDA DUPLA E O FIM DE UMA ILUSÃO

Tentava lidar com tudo aquilo: lugares, olhares, pessoas, comentários. Tudo ainda era muito novo para mim. Foi nesse meio-tempo que conheci uma menina na casa da minha prima, uma amiga dela. Uma menina pura, ingênua, no início da adolescência. Ela precisava de alguém, assim como eu também precisava.

Eu me aproximei dela pelo programa de mensagens MSN como um de meus personagens virtuais. Ela não deu muita atenção logo de cara para o "garoto bonitinho" da foto, aquele de que todas já tinham ouvido falar, mas nunca foi visto pessoalmente. Aos poucos e depois de algumas conversas, no entanto, ela permitiu que eu participasse mais de sua vida por meio de confidências. Meu personagem fictício e ela conversavam todos os dias. Eram melhores amigos, quase namorados. Ele conseguiu conquistar mais do que sua confiança, conquistou seu coração.

Apesar disso, fora do mundo virtual minha relação com ela não avançava muito, como esperado. Ela gostava de mim, mas não da mesma maneira que eu. Observava seu comportamento de longe. Nas baladas, ela era totalmente fiel a seu sentimento, não se aproximando de nenhum outro rapaz nem dando espaço para que se aproximassem dela. Sentia-me totalmente no controle da situação e gostava daquela sensação. Gostava de vê-la se "privar" da própria vida social. Na minha visão, eu estava fazendo um favor àquela garota, ensinando-lhe a se dar valor.

Após alguns meses, aquela sensação de "controle" sem a proximidade física já não era mais suficiente. Percebi que o limite havia chegado e me peguei pensando em formas de me desligar dos "gêmeos". Queria me libertar e ao mesmo tempo deixar que a principal envolvida no meu mundo fictício vivesse sua própria vida sem precisar se apoiar em alguém. Colocar em prática minhas teorias seria um bom começo. Decidi me desligar da doce e inocente garota. Fiz isso por e-mail como um dos gêmeos.

> "... Me sinto culpado até hoje por ter feito você sofrer e, mesmo assim, com seu coração enorme, você soube me perdoar, me trouxe a felicidade e a vontade de viver de volta, a partir daí não como minha amada, mas, sim, como minha melhor amiga.
> ... espero que não esqueça tudo que aprendeu nesse tempo, pois nunca me esquecerei das coisas que, por mais simples que fossem, aprendi com você. Não se deixe levar pelos outros, como agora, e sempre faça valer a sua vontade.
> ... te amo, garota, com a pureza de uma criança e a intensidade de um adulto."

Não foi fácil abrir mão do único espaço em que eu tinha liberdade de me expressar. Via-me sozinho, tendo aquele sentimento único sem ninguém com quem pudesse compartilhar, "eles" eram mais que minha própria criação. Acreditar na existência deles fazia com que eu me sentisse menos agredido pela minha condição. Iludir-me fazia parte do plano.

Mas me desvincular dos "gêmeos" abriu meus olhos para uma realidade até então inexplorada: minhas experiências pessoais, reais, como um bom "entendedor" de garotas.

> Pausa para reflexão
> Minha vida se resumia a duas coisas: basquete e computador. Até que meu perfil de "mentiroso cibernético" começou a me incomodar. Usei aquela imaginação toda para socializar com pessoas, fiz amigos (meninas e meninos) e aí sabem o que aconteceu? Se pensaram na alternativa "bagunça total", acertaram.

A PRIMEIRA VEZ QUE FIQUEI COM GAROTAS

E que se danem os meus problemas! Hoje é dia de sair com meus amigos. Estou ansioso. É a primeira vez que sou convidado para uma festinha particular. Sei que lá vou encontrar várias garotas. Preciso da minha melhor roupa. Sei exatamente o que fazer para não invadir o espaço delas, mas, ao mesmo tempo, a intenção é provocar para que alguma delas sinta vontade de invadir o meu.

Quero me divertir, fazer acontecer, mas na vida real, pensei antes de sair de casa. E essa me parecia a chance mais oportuna, uma casa cheia das mais belas companhias, e tudo parecia conspirar a meu favor.

Por volta das dez da noite dois amigos e eu chegamos ao endereço combinado. Era uma casa grande, de dois andares, toda decorada com balões de festa. Andamos pelo jardim até um salão nos fundos... e lá estavam elas. A aniversariante e mais três amigas. Cheguei educado, cumprimentando todas elas, já agradecendo por terem permitido levar meus amigos. Enquanto os outros convidados não chegavam, aproveitamos para quebrar o gelo e nos entrosar com elas. Diferentemente dos meus amigos, eu não aparentava ter segundas intenções. Queria conhecer um pouco de cada uma, notava palavras, olhares e gestos um tanto curiosos à minha volta e queria usar isso a meu favor.

Algum tempo depois, os convidados foram chegando. Eram doze homens e apenas cinco mulheres! Mas nós não nos intimidamos por isso, muito pelo contrário. Começamos a festa por nossa conta, dando um show na pista de dança. Elas entraram na roda, também se movendo de acordo com o ritmo da batida.

O relógio marcava meia-noite. Uma fala marcou minha noite: "Agora você vai me dar meu presente", disse a aniversariante, jogando-me contra a parede. Sem saber o que fazer, me deixei levar. Ela me beijou e aprovou: "Nossa! Que beijo gostoso! Quero mais!"

Nesse momento ela fez uma breve pausa e voltou a me beijar. As amigas em volta quiseram experimentar.

"Ai, eu também quero!", disseram elas, formando uma fila na minha direção. Abri os olhos e deparei com outra pessoa à minha frente. Dessa vez era uma gata loira.

Embora estivesse aproveitando a situação, me sentia um pouco desconfortável, não sabia bem o que fazer. Em seguida veio outra, e outra... Sentindo-me mais confiante, dominei a situação como se estivesse retomando as habilidades naquele momento.

Por último, a morena. Seu beijo era marcante, tinha gosto de desejo. Já mais familiarizado, meus instintos vieram à tona. Foi automático: tomei-a em meus braços, e ficamos ali por um tempo mais longo do que com as outras. As pessoas começaram a se manifestar querendo entrar na brincadeira. Então, a festa tomou outra proporção. Meus amigos também aproveitaram para compartilhar as amigas, mas eu me vi completamente encantado por aquela garota, dos lábios de seda e beijo delicado. Saímos da pista, e a inevitável pergunta surgiu.

"Você não se importa de te chamarem de Tereza? Você é tão lindo!", a loira me perguntou, curiosa.

"Obrigado pelo elogio. Eu não costumo ligar, é meu jeito...", respondi.

"E para as pessoas que não te conhecem? Você se apresenta como?"

"Me apresento como Tereza. No início elas tomam um susto, mas acabam se acostumando."

Como não estava tão alterado pela bebida, consegui observar a festa do ponto de vista que queria. Vi cada uma das meninas com seu par, meus amigos se divertindo, a festa fluindo...

Já era madrugada, e alguns convidados se despediam, deixando a casa vazia. Eu, de longe, observava a morena, procurando uma forma de me aproximar. Queria outra vez aquela sensação. Não demorou muito para que todos se acomodassem ali mesmo. Meu amigo, apagado no chão, dormiu com o nariz no *scarpin* preto da aniversariante. A morena me viu ali parado e veio em minha direção. Conversamos por algumas horas e, quando me dei conta, estávamos deitados um ao lado do outro. Ela sonolenta, aconchegou-se no meu peito. Passei a mão em seus longos cabelos e a envolvi em meus braços. Aquilo me despertou outra sensação. Era como se naquele momento eu pudesse ser o lar de alguém, me senti mais seguro dando proteção a ela. Depois de algum tempo adormeci concentrado naquele momento, no calor dela junto ao meu corpo.

Acordei me sentindo diferente. Alguma coisa dentro de mim havia despertado. Aquela nova experiência me trouxe vontade de viver mais cores, amores e sabores...

Fui embora com um sorriso na memória e uma história para contar.

MINHA PERCEPÇÃO

Encontro-me imerso em pensamentos sobre essa ideia distorcida do que é ser homem. Eu não afirmava nada em relação a mim. Eu era "eu mesmo" —, um sonhador, sem valores formados, apenas em busca de pessoas diferentes, experiências excitantes, amores ilusórios. Aquelas novas sensações me deixaram mais confiante para explorar meus sentidos e ir ao encontro do meu recém-despertado instinto. Assimilava algumas coisas do comportamento dos meus amigos, trazendo para o meu jeito, fazendo-me cada vez mais "original", afinal era disso que eu percebia que elas gostavam. Minha paixão momentânea pela morena encantadora da festa durou o tempo necessário para descobrir outras formas de viver. Ignorava a existência dos meus pais em casa, voltando-me totalmente para minha própria realidade.

INSATISFAÇÃO COM A APARÊNCIA

As pessoas me chamavam de "lindo", "gatinho", "rapazinho bonito", mas, ao chegar em casa, todos os elogios se desfaziam na frente do espelho. Cara a cara com ele, não era isso que refletia. Afinal, elas tinham essa opinião até saber minha real condição. Quando me "revelava" Tereza, eu ia de lindo a "coisa", "aberração", "esquisito".

E era assim mesmo que eu me sentia ao me olhar sem camisa no espelho. Aqueles peitos não me pertenciam! Eles me incomodavam de tal maneira que eu tinha vontade de arrancá-los. Mas, como não chegava ao extremo, me conformava em apenas escondê-los de todas as maneiras que podia! Felizmente eram pequenos. O top de academia por baixo da blusa disfarçava bem, sem esconder totalmente a existência deles. Assim eu conseguia a estética mais "reta" possível.

Às vezes sentia muita dor nas costas porque passava a maior parte do tempo que podia com o top. E, quando finalmente o tirava, gerava certo incômodo aquela sensação do "movimento" dos seios.

Eu desejava com todas as minhas forças construir o meu estilo! Parti para a academia na esperança de reduzir os seios e ganhar uma musculatura mais viril. Mas meu corpo não respondia como esperado. Mesmo diante de muito esforço, a mudança física era pouca. Percebi que não conseguia pegar muito peso como meus amigos nem tinha um físico dotado de "estrutura" para tal. Questionava-me "por quê?", e logo a resposta me vinha à mente: homens e mulheres têm estruturas corporais diferentes.

"Mas eu não sou frágil! Porém, também não sou homem." Precisava reverter isso, mas o que fazer? Esse era meu principal questionamento.

Para não entrar em colapso, apenas prosseguia com o que era possível criar no momento para diminuir meu "incômodo" em relação às minhas formas femininas. No entanto, não assumia para ninguém minha real intenção com toda essa malhação e treinos intensos.

Quando me perguntavam o porquê dessa mudança de hábitos, me esquivava dizendo que gostava de praticar exercícios e cuidar da minha saúde. Sustentar essa mentira acabava me forçando a reconhecer a todo momento a minha condição de mulher. O pior é que passei a acreditar nos meus próprios argumentos.

"Mas, afinal, para que dividir minha intimidade? Se ninguém vai me compreender, apenas me julgar? Estou sozinho, mas vou me virar."

Queria gritar, chorar, por para fora as mágoas. O sentimento de impotência que me revirava por dentro. A única saída que encontrei? Fugir de novo. Dessa vez escolhi exercitar meus "talentos" de Don Juan e fui atrás das minhas conquistas.

A PRIMEIRA NAMORADA

Nesse momento, havia algo dentro de mim que clamava por viver novas experiências. Eu sentia que tinha amor, tinha muito amor para dar. Estava transbordando paixão não sei por quem ou por todo mundo e precisava encontrar alguém. Mas, então, novamente a ideia de aproximação me deu medo. Eu não queria ser rejeitado. Como encontrar alguém perfeito a ponto de satisfazer minhas vontades sem ter de me prender? Obviamente, ela não precisava estar ciente disso. Aquele típico pensamento de posso sair, passar a noite com várias, mas, no final da noite, quando vou dormir, é de você que eu me lembro.

"A bandida, a amante e a dona de casa", todas teriam meu mais "puro" amor, uma parte de mim que eu sequer tinha.

Queria me doar, dar às pessoas o que sei que sou como remédio para minha dor.

Observando meu pequeno círculo de amizades mais próximas, reparei que teria facilidade de me aproximar das amigas de minha prima, por serem garotas mais jovens e por já ter tido algum contato amigável com elas.

Comecei aos poucos a me aproximar de L., ela tinha acabado de completar 14 anos, e eu estava com 17 anos. Eu já havia frequentado sua casa algumas vezes, conhecia os pais dela. Sua mãe, apesar de me tratar muito bem, sempre vinha com as perguntas indiscretas: "Por que você gosta de se vestir assim? Não curte roupas mais femininas? Te acho tão linda, por que não deixa o cabelo crescer de novo?"

Essa insistência revelava sua desconfiança no meu relacionamento com a filha dela. Conversávamos todos os dias pelo MSN e foi por lá que começamos a namorar.

A gente se via mais durante a semana. No restante do tempo, eu saía carente à procura de aventura e encontrava. Mas aquele vazio permanecia ali... E não era o "eu te amo" que dizia antes de dormir para L. que resolvia.

Em determinado momento a mãe dela entrou em ação. Mostrou-se contra nosso relacionamento e decretou o fim da "amizade", dizendo que eu era má influência para L. e que, se continuássemos juntas, a transformaria na mesma "coisa" que eu era.

Ela criava barreiras; eu, soluções. L. foi proibida de mexer no computador, então passamos a nos falar por mensagens de celular. De manhã, esperava a saída da escola para vê-la, esse era o momento em que ficávamos juntos e combinávamos como manter nosso contato. Nada satisfeita com a situação, a mãe decidiu retirar seu celular. Começamos a nos corresponder por cartas com a ajuda das colegas dela.

Até o dia em que fui até a escola vê-la, e — surpresa! — a mãe dela teve a mesma ideia. A coisa estava cada vez mais difícil. Não queria me render, ela também não. Mas a mãe passou a marcar sob pressão.

Em um dos nossos encontros às escondidas depois da aula, fomos flagrados de novo! Falávamos de um plano para acalmar a mãe dela e continuarmos juntos. Estávamos no maior "love", um abraço carinhoso, olhos nos olhos... quando percebi a mãe dela vindo atrás de nós.

Foi como se meu mundo tivesse desmoronando ali, naquele momento. Fiquei parado, observando ela se aproximar.

"Eu sabia que essa demora depois da aula tinha um motivo. L.! Já pra casa! Sai de perto dessa coisa horrível!", ela gritou de longe.

A menina gelou, depois virou e foi ao encontro da mãe. Fiquei olhando ela se afastar, queria tentar falar algo. Fiquei indignado com aquilo tudo, mas não tive reação.

"Não vem, não! Você fica aí senão acabo com você! Olha isso, ainda cortou o cabelo só pra tentar parecer mais homem. Que coisa mais feia! Você não tem vergonha, não!?"

"Para, mãe! Deixa ela em paz. Para com esse escândalo, e vamos embora!", L. disse, envergonhada.

"Cala a boca menina, chegando em casa vou ter uma conversa séria com seu pai! Isso não vai continuar assim!"

Aquela cena não saiu da minha cabeça. Mesmo assim, não me privei de curtir a balada no fim de semana com outras meninas, como sempre fazia.

O tempo passou, L. se distanciou do mundo por estar aprisionada em sua própria casa, e eu vi menos sentido em sustentar algo que me trazia mais desgaste do que felicidade.

Ainda assim, tentei uma reaproximação. Bolei um plano com meu melhor amigo: ele ia fingir ser namorado dela para que a mãe a deixasse sair, e a gente pudesse se ver. Mas ela começou a desconfiar do namoro e pressionou L., que acabou confessando. Como castigo, os pais iam mandá-la morar com os avós. Foi quando tomei uma decisão: ligar para a casa dela. A mãe atendeu o telefone: "Ah! Mas é você!? Não acha muita cara de pau sua ligar para a minha casa, não, sua aberração? Fala logo. O que você quer?"

"Quero deixar bem claro pra você que ela não tem nada a ver comigo, nós somos amigas, mas, como você não aprova nossa amizade, vou me afastar dela."

"Você vinha aqui em casa, como teve coragem de fazer essas coisas debaixo do meu nariz!? Eu espero que você não tenha encostado essas suas mãos imundas na minha filha, senão eu te pego, hein, sua coisa esquisita! Pra mim, você precisa é de um peão com o 'pau' bem grande, assim você cai logo desse muro e vira mulher de uma vez!"

"Ok, se essa é a sua opinião, eu respeito, senhora, mas não precisa dirigir ofensas a mim, te liguei para garantir que vou me afastar da sua filha, te dou minha palavra."

"Tá bom! Não vou ficar de conversa com você aqui, não, porque tenho mais o que fazer, passar bem. E longe da minha filha! Tchau!"

Fiquei mudo ao telefone, enquanto o barulho de ocupado parecia entrar em minha mente, apagando as grosserias que acabara de escutar.

Meu "namoro" com L. durou exatamente três meses, tempo suficiente para eu perceber que fidelidade não era meu forte. Mas, mesmo assim, meu instinto me fazia continuar na busca incessante por alguém que fosse capaz de me tirar o fôlego.

> Pausa para reflexão
> Não sei se perceberam, mas eu era exatamente o estereótipo recriado de um machão, orgulhoso, possessivo. Vangloriava-me por ser o pegador como se isso fosse um grande feito. Que fase! Sabemos que a vida é mais do que ser o rei da balada e da baderna, certo!? Mas fiquem despreocupados. Para a tranquilidade de vocês e felicidade delas, não vou relatar as histórias de todas as namoradas. A partir de agora juro solenemente fazer algo de bom (ok, vai demorar mais um pouquinho, mas não desistam de mim...).

A SEGUNDA NAMORADA

Enquanto estava com L., acabei me apaixonando por outra garota. F. era linda e nada comum. Ela usava roupas estilo skatista na balada. Seu jeito único me chamou a atenção. Ela sabia que eu me divertia com as outras, mas não desistia. Ao contrário de L., com apenas 16 anos tinha liberdade para sair sem ter hora para chegar. Nessa fase da minha vida, eu já tinha me tornado uma pessoa popular entre os meus amigos e não precisava mais fazer esforço para as pessoas se aproximarem de mim. Elas me admiravam pelo meu jeito, queriam saber quem eu era, e ficar comigo era o desejo da maioria das garotas. Elas tinham curiosidade por causa da minha fama de "pegador", mesmo nunca tendo tirado a roupa para ninguém.

Comecei a promover festas open bar com a turma, com atrações de dança de funk. Tudo aquilo me libertava das minhas frustrações íntimas. Eu me sentia o "rei da noite". Fui me envolvendo com F. quase sem querer, pois ela não me largava. Chegou a fugir de casa e até morar alguns meses comigo, contrariando a vontade dos pais dela.

Mas foi só eu fazer 18 anos para a vida dar uma reviravolta de novo. F. cansou da minha vida de pegador e me deixou (detalhe, ela me traiu com um amigo antes de terminar). Fui rejeitado mais uma vez. E, o pior, me vi apaixonado por ela! Sofri como nunca tinha sofrido antes. Resolvi cair na vida de novo. Mas o plano de fuga já não estava dando certo. As festas já não me davam mais lucro, e os amigos se afastaram. Parecia que uma etapa tinha passado, e eu precisei me adaptar mais uma vez.

PASSANDO A VIDA A LIMPO

Conheci o grupo FTM (Feminino Trans Masculino) por indicação de um amigo. Ele era como eu — nasceu menina, mas era menino. Resolvi acompanhar o grupo pelas redes sociais e me reconheci naquelas pessoas que participavam das discussões. "Caramba! Não sou o único, isso é uma coisa que é reversível, dá pra eu mudar a minha aparência!"

Mesmo assim, não me expus, preferi estudar mais a fundo o assunto. Fazia perguntas-chave nos fóruns para tentar traçar um plano de ação. Pesquisei por quase um ano o que eu precisava e quais seriam as consequências de um tratamento que me deixasse com o corpo que eu queria. A ideia inicial era fazer a transição, assumir uma nova identidade, como percebi que a maioria havia feito. Mas, quer saber? Eu não estava a fim de pensar naquilo; se fui Tereza até aquele momento da minha vida, poderia continuar sendo... E, quem sabe, no futuro, talvez eu avaliasse de outra forma, pois a única coisa que me incomodava mesmo era a aparência.

Durante todo esse tempo fiz várias tentativas de convencer meus pais a me levar a um endocrinologista. Mas eles só me enrolavam, e essa visita ao especialista virou uma saga.

Perto de fazer 20 anos, finalmente decidi e tomei uma atitude independente: vou começar o tratamento, mesmo sem acompanhamento médico. Consultei um amigo *personal trainer* sobre os riscos e os efeitos de um hormônio bastante comentado e usado entre os participantes do grupo de FTM. Ele conhecia e me deu uma força. Consegui ter acesso à "ampola milagrosa" e a apliquei como se estivesse retomando a vida nas mãos.

A primeira dose da hormonização já mostrou algum efeito. Sentia-me mais forte para fazer o treino físico na academia. Tinha mais impulso. O esforço nos aparelhos estava sendo compensado com uma musculatura mais firme.

O segundo mês já foi crítico. O remédio teve efeitos colaterais. Ficava irritado com tudo, inquieto, meu rosto inchou, e a voz começou a mudar. Mas nada disso pareceu um problema que me fizesse parar. Segui com as doses por mais três meses, sem acompanhamento médico. Buscava dicas com um nutricionista e as orientações da instrutora da academia.

A mudança física a partir do quinto mês já era visível. Eu só não gostava dos poucos pelos que nasciam no queixo. Raspava, mantinha a cara limpa. Foi então que, antes que as mudanças físicas começassem a ficar visíveis, resolvi abrir o jogo com meus pais, mas do meu jeito, ainda sem a total aceitação da minha identidade: "Eu quero falar uma coisa pra vocês. Eu estou tomando um estimulante, vou ganhar músculos, minha aparência vai mudar um pouquinho, mas tá tudo bem. Já pesquisei tudo, vou adequar minha alimentação e viver uma rotina diferente".

Eles me ouviram calados e aceitaram minha decisão com aquela expressão de que já esperavam uma atitude minha desse tipo mais cedo ou mais tarde.

Eu não podia mais parar, não queria mais parar. Não tinha mais volta. Eu estava em transição. Virei só Tereza, Tereza Brant, e dei adeus à minha porção Cristhina. Gostava do que via, meu novo corpo, mas não queria ser rotulado de nada: nem de homem nem de mulher.

MEUS 15 MINUTOS DE FAMA

Comecei a ficar mais conhecida quando uma amiga postou na internet uma foto minha de cueca. Bombou de tal forma que, de um dia para o outro, eu tinha milhares de seguidores.

Depois, as fotos que eu postava chamaram a atenção do blog *Nada Errado*, no qual foi publicado meu primeiro depoimento como reportagem.

Acha que por isso o preconceito acabou? Nada disso, a comunidade trans chegou a me cobrar uma escolha de gênero: masculino ou feminino. Ignorei. Sentia-me melhor sendo o que eu era sem ter de assumir nada de que ainda não tivesse certeza, sem me definir ou me rotular. Divertia-me com os comentários: "esse gato é menina", "você é o macho que eu quero", "por você eu viraria lésbica", "nossa, você é lindo!". Como sempre fui muito criticado, me fortaleci e encontrei mais motivos para seguir em frente. Não me abalo facilmente.

Com minha exposição na mídia, houve uma avalanche de repórteres me perguntando todo tipo de coisa. Eu não tinha resposta para tudo, mas gostava, porque pela primeira vez as pessoas estavam interessadas na minha opinião, no que eu pensava.

Tive de mudar meus horários, ter uma postura diferente, não tinha tempo nem para respirar! Virei reportagem na revista *Época*. O texto dizia que eu era um "Sansão às avessas", uma menina que só conseguiu encontrar a "força" depois de cortar o cabelo. Eu adorava ser aquela Tereza com voz, corpo e rosto de menino. Chamaram-me de encantador e de sexy, e era de novo "sucesso" entre adolescentes nas redes sociais. E, o melhor de tudo, lá estavam meus pais, me apoiando como sempre, dispostos a passar por cima de tudo e até se exporem para me ver feliz comigo mesma.

Depois, recebi um convite para participar do *Pânico na TV* e comecei a viajar bastante para São Paulo para gravar os programas ao lado da Sabrina Sato. Foi uma oportunidade de derrubar preconceitos.

Mas era uma loucura! Aquilo tudo era novidade para mim, principalmente o fato de ter fãs, pessoas que se inspiravam em mim e me viam como exemplo. Procurei lidar da melhor maneira possível, tentando levar uma mensagem positiva sobre o que era o processo de transição em si. No entanto, a mídia manipulou muito meus discursos, deixando a Tereza que ainda estava passando por um processo de descobertas de lado e fazendo sobressair o produto comercial que ela tinha se tornado.

"Eu não vim pra explicar, vim pra confundir." O bordão inconveniente acabou me marcando. Foram palavras colocadas na minha boca pelos jornalistas sensacionalistas que impactaram negativamente o meu público e só me deixaram, sim, mais confuso.

O bom disso tudo foi redescobrir meus gostos do lado artístico, aproveitei a brecha para começar a explorá-los novamente. Tornei-me modelo fotográfico, fiz curso de teatro e criei um canal no YouTube (o blog *Ela ou Ele*). Inicialmente com uma amiga, a modelo e atriz Celina Barbi, com quem participei também do curta-metragem *A Soberba de Indaiatuba*, com a direção de Ramon Navarro.

Claro que todos esses acontecimentos mexeram e continuam mexendo não só com a minha vida, mas também com a dos meus pais. Como eu disse lá no início deste capítulo, tive sempre todo o apoio deles e, agora, mais ainda. O sonho de ser veterinário ficou na infância, parei de estudar aos 18 anos, comecei a revolução no meu corpo aos 20 anos, finalmente resolvendo a questão dos peitos. Depois que comecei o tratamento, com os treinos, eles viraram uma muxiba da vovó. E, aos 22 anos, fiz a cirurgia.

Meu pai ainda se confunde e às vezes se refere a mim como "ela". Mas tudo é adaptação, não é, pai?

"Pra mim é muito importante ter um filho com a coragem de assumir e enfrentar todas as barras que ele enfrentou. Mesmo com o nosso apoio — muitas vezes a gente chorava junto —, ele chegou aonde queria. Eu sinto muito orgulho dessa força e aprendo todos os dias com ele a hesitar menos diante da vida."

TERCEIRA FASE: EM BUSCA DO EQUILÍBRIO

Descrever minhas vivências me fez perceber algo que ainda permanece no meu inconsciente: o receio de ser rejeitado. Hoje, reconheço que a Tereza não só fez parte de mim como me ensinou a ser um homem melhor. Sei que a única forma de deixá-la ir é compreendendo-a totalmente, sentindo o que antes ela sentia como parte "desconhecida" e que agora já conhecia. Antes eu dizia que seria sempre Tereza e não deixarei de ser na minha essência. Mas a vejo como um ciclo. Ela iniciou, eu termino. Ela me encontrou, agora está na hora de partir...

> Pausa para reflexão
> Ei, doce menina!
> Não quero que se vá assim, tão repentina.
> Também não quero ser rude em despejá-la em qualquer esquina.
> Você merece carinho e compreensão, como toda boa menina no colo de seu irmão.
> Não quero que fique triste por pensar que de mim não faz mais parte.
> Você sempre vai estar guardada de onde ninguém vai te tirar.
> No fundo do meu mais puro olhar.

Mudar meu nome no RG é um novo passo. Vou assumir uma identidade masculina, isso vai evitar a série de explicações que tenho de dar quando apresento meus documentos. Já pensaram até que eu estava usando identidade falsa. Sempre que chego a algum lugar diferente, o segurança me coloca naquela situação constrangedora do "cara-crachá".

Mas isso não acontece a todo momento. Onde costumo frequentar, principalmente as baladas em BH, me divirto com a situação de acompanhar minhas amigas ao banheiro e dar um susto na faxineira!

A ESPIRITUALIDADE EM MINHA VIDA

Ainda estou no processo de autoconhecimento, mas, naquela época, tinha a sensação de que continuava perdido. Muita coisa estava acontecendo ao mesmo tempo, porém me faltavam respostas. Aceitei um insistente convite da minha mãe: fui conhecer um centro espírita kardecista. Era mais uma busca pelo meu autoconhecimento, meu equilíbrio. Aprendi, estudando a doutrina, que tudo na vida se baseia em disciplina. É disciplina em casa, disciplina no trabalho, disciplina na rua, com os amigos. Afinal, você tem de saber lidar consigo mesmo, para descobrir a melhor maneira de se inserir no meio social.

Passei a frequentar as sessões e a aprender a me voltar para dentro de mim, refletir sobre quem eu sou, o que busco, quais são meus reais valores, o que realmente importa para mim na vida.

A primeira vez no centro espírita já me causou impacto. Uma médium me abordou e me revelou coisas que eu desconhecia sobre mim, ou que eu simplesmente não queria enxergar. Descreveu-me de uma forma que nem eu mesmo me descrevia: "Você é muito genioso. Você acha que isso é só seu? Tem uma razão para isso, sabia? Você tem um espírito bem antigo. Por isso, você é cheio de manias e muito cabeça-dura também".

Eu fiquei maravilhado. Além de concordar que eu era um ser orgulhoso e que me sentia o "senhor dono da verdade", comecei a ver nessa mulher uma inspiração para me reencontrar com Deus. Um Deus que já andava meio esquecido em mim, o que fazia com que me sentisse muito sozinho. Eu, que sempre preguei essa coisa de ser justo com todas as pessoas, não era justo nem comigo mesmo. Eu fazia totalmente o contrário do que eu pregava.

Quis aprender um pouco mais sobre os mistérios que guardava a doutrina espírita. Esta religião me ajudou a compreender quem eu sou, de onde vim e o que estou fazendo neste planeta. Comecei a ler *O Livro dos Médiuns* e descobri que ele traz uma série de lições aplicáveis no dia a dia — lições de convivência, principalmente. Sim, tenho minhas dificuldades de convivência, por ser um ser em desenvolvimento como qualquer outro. Aos olhos comuns pode parecer banal, mas é exatamente isso, podemos ter idades distintas e vivências diferentes um do outro, mas o processo de aprendizado é único para todos nós. Estamos todos na luta, em uma guerra interior, brigando com nós mesmos para corrigir nossas falhas.

Sei que o tempo é importante nessa fase que vivo. No entanto, às vezes me sinto sufocado, sou testado por situações de um modo bem desafiador. Não me importo com desafios, uso-os como escada na minha caminhada rumo à evolução. Aos poucos, a vida muda de foco.

Pausa para reflexão

Eu não sei jogar.

As pessoas é que jogavam comigo, eu aprendi.

Mas de que valem várias peças espalhadas pelo chão se o que realmente importa é o que guardamos dentro do coração?

O moleque quis várias. Ignorava o sentimento, vivia de desejos momentâneos, em tormento.

O homem quer a única, preza suas virtudes e não a trai em pensamento, nem por um momento.

Eu continuo querendo apenas mudar, expressar o que realmente sou e me lembrar de ser melhor a cada dia. Independentemente de qualquer adversidade que venha a obstruir meu caminho, minha fé no que é verdadeiro em mim, como a minha paixão por gente, me guia. Tento levar adiante uma opinião que possa expressar toda uma geração.

> **Pausa para reflexão**
>
> Seja grato pelo ar que respira. E, ao inspirar, agradeça o que ele faz consigo. Em oração, peça a Deus que lhe conceda a graça de retratá-lo mais intimamente, compreendê-lo plenamente, segui-lo firmemente.
>
> Tenha em mente que cada um de nós está aqui por um motivo e que existe uma razão comum que nos liga: o eterno aprendizado.
>
> Fugir de sua própria natureza é algo inútil, serve para afastar você de (ser) seu bem maior: você mesmo.
>
> O processo de autoconhecimento, embora um pouco árduo, é necessário. Todos estamos trilhando a mesma jornada, mas nem sempre vamos compreender da mesma forma que o outro.
>
> Caso você se depare com as discordâncias pelo caminho, não se exalte. Trate seu semelhante com maior cordialidade, tentando compreender e, se possível, auxiliá-lo em seu trajeto.

MINHA RELAÇÃO COM A SEXUALIDADE

Atualmente sexo para mim é indiferente. Neste momento quero estar sozinho por vontade própria. Antes de pensar em me unir a alguém, quis me conhecer como ser humano. Hoje não tenho mais restrição ao meu corpo. Hoje me aceito da forma que sou: eu sou um homem trans. E não estou preocupado com explorações físicas, ando preferindo conviver com minha nova vida, meus conhecimentos, minha profissão.

Ao contrário do que ocorria em minha adolescência, já não vejo graça em relacionamentos vazios, sem amor envolvido. Quero a qualidade de um sentimento verdadeiro, e não a quantidade.

Aprendi a racionalizar meus instintos. Sexo faz parte da vida, mas não é a vida em si — não preciso de sexo para viver. Preciso de conhecimento para ajudar as pessoas, ser um apoio para elas na causa transexual.

"A carne não é fraca, o espírito que é indisciplinado."

Minhas necessidades fisiológicas existem, mas reconheço que há momento adequado para tudo, e nesse momento não consigo encaixá-las na minha rotina. Minhas sensações físicas deixaram de ser "incômodo" a partir do momento que me disciplinei, me educando, reavaliando minhas ações e meus pensamentos.

Apenas seja! Seja o que tiver de ser, seja o que você veio para ser. Não importa o que as pessoas vão dizer, nenhuma opinião é válida quando não requisitada. Seja você, na sua mais pura essência.

OUTROS TEXTOS DE MINHA AUTORIA

Gostaria de me despedir deixando alguns textos que escrevi, exercitando meu eterno aprendizado. No meio dessa aventura louca (vulgo minha vida), descobri que gosto de me expressar pelas palavras. Por isso, gostaria de apresentar a vocês três amigos. Não, não são mais aqueles da adolescência! São pseudônimos que criei para registrar alguns dos vários pontos de vista que desenvolvi no decorrer das minhas mudanças. O primeiro, na sociedade. Aqui assino: "O camelô".

PACIÊNCIA CONSIGO MESMO

"Esperar (se doar) com paciência."

Se é difícil ser paciente com os outros e em todas as circunstâncias, é muito mais difícil ser verdadeiramente paciente consigo mesmo. Parece ilógico, pois talvez nada lhe parecesse mais simples do que ser paciente com seus próprios erros. Mas é, de fato, muito difícil.

Significa ser suficientemente humilde para aceitar e lidar com suas limitações; significa estar disposto a (re)conhecer o Deus infinito existente (dentro) no seu ser e servi-lo diariamente, apesar das suas faltas; significa estar contente com seus próprios descontentamentos enquanto eles duram; significa perdoar os erros do passado, e do presente, recordando que muitas vezes você também errou com o que julga errar com você.

Significa ser grato de sua fraqueza, reconhecendo que, se não fosse por ela, não teria como ser um ser humano melhor; significa perceber que "quanto mais varre, tanto mais poeira levanta". Significa compreender seu próprio "nada", dando em troca tudo o que tem na arte da busca e da superação.

Paciência consigo mesmo é não pensar demasiadamente em seus problemas. Procure sempre formas práticas e bem organizadas de lidar com eles, corrigindo seus "erros" suavemente como quem auxilia um amigo na compreensão de algo. Reconhece suas "faltas", sua incapacidade de lidar com determinadas situações, porém, não se irrite consigo mesmo, seja suave, mas firme. Pois, com o auxílio da fé, as mudanças futuras tendem a ser as melhores possíveis.

Se suas imperfeições inesperadamente começarem a dominar seus pensamentos, faria bem em lamentar suas faltas, mas faria melhor ainda se olhasse para o céu e dissesse que se alegra em reconhecer suas fraquezas. Uma vez que tem tantas imperfeições, pode-se esperar que repita esse processo algumas vezes. Se fica desanimado por causa de suas faltas involuntárias, é porque pensa ser melhor do que realmente é. Se permitir que suas imperfeições o perturbem, provavelmente estará disposto a pronunciar palavras ríspidas ou a demonstrar ira em tudo o que faz.

Quando vai aprender que por si mesmo nada pode?

Aceite essas imperfeições involuntárias exatamente como aceita a doença física, compreendendo que não é um erro seu, mas de sua natureza e das circunstâncias. Que o reconhecimento de suas imperfeições o (e)levem ao encontro da divina misericórdia e do amor eterno do nosso (Deus) Pai celestial. Não há melhor método para progredir.

Aceite-se atualmente como é, com seus erros e suas fraquezas, mas com a persistência de servir ao seu Deus o melhor que pode em cada momento.

Proceder assim é um sinal certo de devoção, de que seu egoísmo está diminuindo e de que está havendo progresso espiritual.

Aceite a verdade de que existem planos maiores para todas as criaturas da raça humana. Planos esses feitos pelo único ser perfeito.

Tenha determinação para realizar com toda fidelidade o seu plano, que é indiferente aos demais, mas sugere paciência, humildade... Isso é santidade.

Ainda há uma forma de paciência plena e mais elevada, e esta, por mais estranho que pareça, é a paciência com Deus, nosso pai.

Muitos procuram forçar, avançar, querendo ir mais depressa do que a própria graça concedida. Não seja assim consigo!

Paciência com (em) Deus é simplesmente confiança (em si mesmo) nele. Confiar totalmente em seus planos é a maior paciência.

Saber que existe alguém que o ama mais do que seu próprio amor, e esse alguém é um ser perfeito e puro de amor, compreender que ele conhece todas as suas necessidades e que sabe perfeitamente satisfazê-las, permitir que a bondade divina dirija sua vida, seu progresso, suas orações... É essa a mansidão e a paciência que seu pai deseja ver em você.

— Paciência comigo, meu querido filho, é amar minha vontade, entregando-te a mim.

(Você mesmo)

Sendo indiferente ao que mando ou permito que te aconteça, contanto que não me ofendas.

Paciência para comigo é não desanimar por causa das desolações, ou talvez por causa da "lentidão" no progresso espiritual.

Paciência para comigo é deixar que te molde a meu modo, não me considerando severo, porque mando provações para te fortalecer ou porque faço crescer teu amor para comigo e desfaço teu egoísmo, fazendo-te sofrer.

Paciência para comigo é esperar de mim, procurando alegria em mim, entregando tua vida em minhas mãos. Tem esta paciência para comigo, acredita que te amo com toda ternura... de uma forma que palavras não são capazes de descrever.

— O CAMELÔ

Meu ponto de vista descrito no próximo texto é do observador.

"Oi, posso saber quem é você?
Que mal chegou e já deseja mais do que nunca me conhecer?"

Permita-me te explicar algumas coisas, algo que julgo essencial para o aqui e agora.

Antes de mais nada, não se esqueça de que o que vale não são suas palavras, mas a maneira que você as representa com suas atitudes.

Deixe-me livre o bastante para uma fuga constante.

E confiante o necessário para voltar aos seus braços.

A qualquer instante e horário, se assim for de nossa vontade.

Saiba que, se souber a maneira certa de me deixar ir, vou fazer o mesmo por ti ao vir.

Não desista de mim, por mais que meus atos te demonstrem o contrário. A intenção não é te fazer de otário. Apenas te testar perigosamente e demonstrar do que sou capaz, para que jamais se assuste com minhas ações.

"Às vezes menina, sempre mulher."

Jogue meu jogo, me vença se puder.

Sim, sou uma garota má.

E jamais vou parar

até encontrar

alguém que seja capaz de me amar

à minha maneira.

Alguém que seja surpreendentemente esperto, singelamente sincero, humildemente sábio.

Alguém que permita se conhecer e, ao me (re)conhecer, me dê a mesma oportunidade.

Me deixe te amar, em todos os seus defeitos, em seus mínimos detalhes.

Pois lembre-se: você pode até ser legal, mas no fundo eu sou mais que você.

Me mostre isso, e talvez meu coração já esteja em suas mãos."

Ops... Acho que alguém te decifrei.

—UMETERNOADMIRADORSECRETO

Agora, do ponto de vista apaixonado sou: "UmLoboSolitário".

É impressionante notar que, ao me recordar do seu olhar, sinto como se nada pudesse me esgotar.

Mesmo distante, meus pensamentos vão ao seu encontro.

Como a música em sincronia com a batida do coração de quem ouve.

É como dizem na linguagem da arte: em um ato, quando não podemos mais nos conter, cantamos...

Quando a música já não é suficiente, dançamos.

Eu e você: uma mistura de ritmo e melodia, compasso e passo. A dança perfeita.

Seu olhar no meu, sinto o amor em mim.

Não quero controlar você, mas sinto que está (*dentro*) de nós.

Dou o primeiro passo, e de acordo com a melodia seguimos em sintonia.

Você se surpreende?

Ao encontrar meu par perfeito, sou suspeito pela razão que existe (*dentro*) em mim.

Disse que jamais a deixaria ir.

Apenas quero, bem cuidadoso e singelo, te guiar.

E mostrar o melhor compasso para (n)esse novo passo você sorrir.

— UMLOBOSOLITÁRIO

Nossa aventura termina aqui, até a próxima, meus queridos! Bitocas e... se descubram!

Re-escrever

Re-capitular

Passar a limpo tudo o que está (aparentemente) fora do lugar.

Muitos são os que o julgam, poucos os que o compreendem,

Saiba lidar.

Eu escolho (estar) onde devo estar.

Eu escolho (fazer) o que devo fazer.

Eu escolho (ser) o que quero ser.

O que realmente (lhe) importa?

O (ser) diferente

Ou

Fazer a diferença?

Entre todas as razões que o movem, o que importa?

São as pessoas que pode conhecer e as experiências que escolheu viver.

(Aprender)

A igualdade entre a afinidade e o erro é a diferença do acerto.

É preciso ser o que se é agora,

Sem muita pressa,

Nem demora.

É preciso fazer o Bem, mas antes

Escolha (o melhor que existe em você) ser.

— TARSO BRANT

Segunda edição (novembro/2022)
Papel de miolo Pólen soft 70g
Tipografias Calluna, Morganite e Good Pro
Gráfica LIS